Veronika Schaper | Vanessa Thill | Herbert Thill

Berufsübergreifendes Ernährungsmanagement für eine Seniorenverpflegung mit Genuss

LAMBERTUS

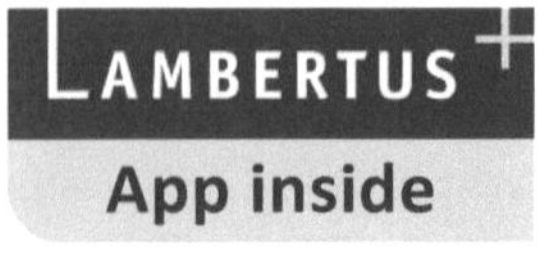

Laden Sie dieses Buch kostenlos auf Ihr Smartphone, Tablet und/oder Ihren PC und profitieren Sie von zahlreichen Vorteilen:

- **kostenlos:** Der Online-Zugriff ist bereits im Preis dieses Buchs enthalten
- **verlinkt:** Die Inhaltsverzeichnisse sind direkt verlinkt, und Sie können selbst Lesezeichen hinzufügen
- **durchsuchbar:** Recherchemöglichkeiten wie in einer Datenbank
- **annotierbar:** Fügen Sie an beliebigen Textstellen eigene Annotationen hinzu
- **sozial:** Teilen Sie markierte Texte oder Annotationen bequem per E-Mail oder Facebook

Aktivierungscode: sthb-2022

Passwort: 4801-9987

Download App Store/Google play:

- **App Store/Google play** öffnen
- Im Feld **Suchen Lambertus+** eingeben
- **Laden** und **starten** Sie die **Lambertus+ App**
- Oben links den Aktivierungsbereich anklicken um das E-Book freizuschalten
- Bei **Produkte aktivieren** den **Aktivierungscode** und das **Passwort** eingeben und mit **Aktivieren** bestätigen
- Mit dem Button **Bibliothek** oben links gelangen Sie zu den Büchern

PC-Version:

- Gehen Sie auf **www.lambertus.de/appinside**
- **Aktivierungscodes** oben anklicken, um das E-Book freizuschalten
- **Aktivierungscode** und **Passwort** eingeben und mit **Aktivieren** bestätigen
- Wenn Sie Zusatzfunktionen wie persönliche Notizen und Lesezeichen nutzen möchten, können Sie sich oben rechts mit einer persönlichen E-Mail-Adresse dafür registrieren
- Mit dem Button **Bibliothek** oben links gelangen Sie zu den Büchern

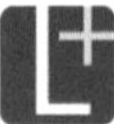
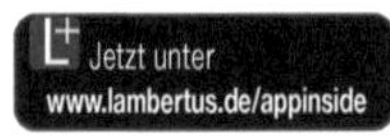

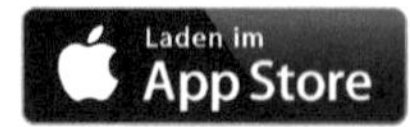

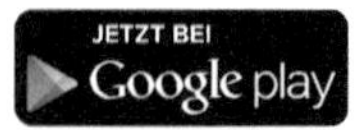

Bei Fragen wenden Sie sich gerne an uns:
Lambertus-Verlag GmbH – Tel. 0761/36825-24 oder
E-Mail an info@lambertus.de

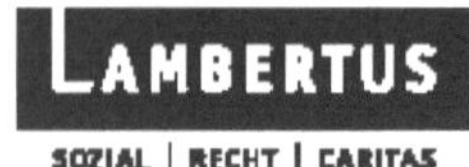

Veronika Schaper | Vanessa Thill | Herbert Thill

Berufsübergreifendes Ernährungsmanagement für eine Seniorenverpflegung mit Genuss

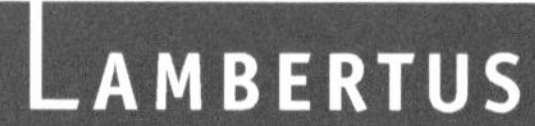

Bibliografische Information der Deutschen Nationalbibliothek

Die Deutsche Nationalbibliothek verzeichnet diese Publikation in der Deutschen Nationalbibliografie; detaillierte bibliografische Daten sind im Internet über dnb.d-nb.de abrufbar.

1. Auflage 2022

www.lambertus.de
Grafikdesign und schwarz-weiße Illustrationen: Carolin Ludwig, Grafikdesignerin und Fotografin, cl@fotografischewerkstatt.de, www.fotografischewerkstatt.de
Farbige Illustrationen: Jessica Möller
Fotografie: Katharina Jaeger, Fotografin, kj@fotografischewerkstatt.de, www.fotografischewerkstatt.de
Druck: Elanders GmbH, Waiblingen
ISBN: 978-3-7841-3354-6
ISBN ebook: 978-3-7841-3355-3

„Man soll dem Leib etwas Gutes bieten, damit die Seele Lust hat, darin zu wohnen."

Winston Churchill

Inhalt

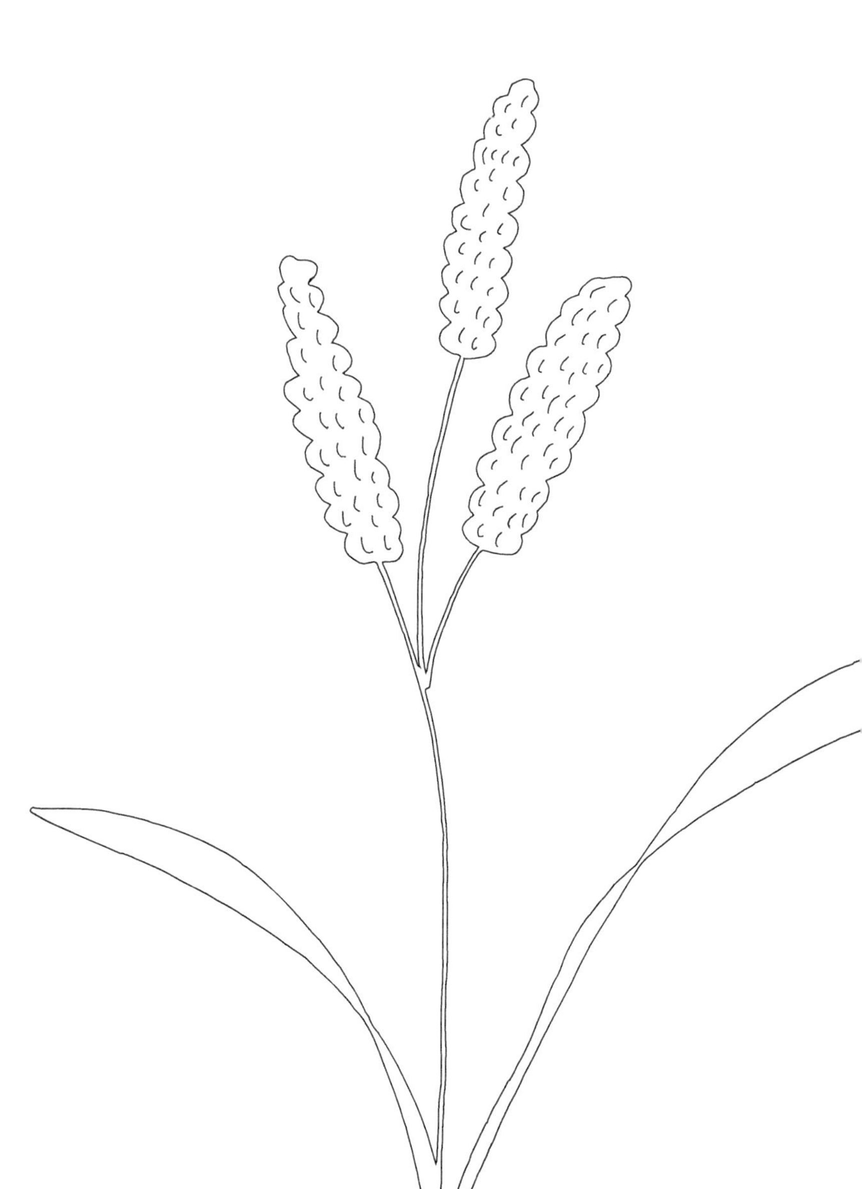

Was wir wollen

> **Ziel unseres Buches ist es, alle Disziplinen – von der Küche und Hauswirtschaft, über den Begleitenden Dienst und Pflege bis hin zur Heimleitung auf das Thema der Ernährungsversorgung pflegebedürftiger Menschen aufmerksam zu machen und den Stellenwert einer umfänglichen Ernährungsversorgung in der Pflege aufzuzeigen.**

In den vergangenen Jahren hat sich in der Heimküche viel getan. Smoothfood ist kein Fremdwort mehr und den Sonder-Kostformen wird zunehmend mehr und mehr Beachtung geschenkt. Doch so gut und wichtig diese individuellen Veränderungen auch sind, jede für sich alleine kann nicht viel bewegen. Nur mit einem gemeinsamen Verständnis aller Berufsgruppen, dass eine vollwertige Ernährung für den pflegerischen Erfolg zwingend erforderlich ist, wird das vom Expertenstandard Ernährungsmanagement formulierte Ziel auch erreicht. Ziel unseres Buches ist es daher, alle Disziplinen – von der Küche, über den Begleitenden Dienst und Pflege, bis hin zur Heimleitung – auf das Thema der Ernährungsversorgung pflegebedürftiger Menschen aufmerksam zu machen und den Stellenwert einer umfänglichen Ernährungsversorgung in der Pflege aufzuzeigen. Durch eine praxisorientierte Darstellung der möglichen Handlungsoptionen, Ernährungsempfehlungen und Rezepte skizzieren wir die Ausprägung der erforderlichen Kompetenzen für eine orale Versorgung und führen die Aufgaben der einzelnen Fachbereiche zusammen. Dabei wird es zum einen um den Expertenstandard Ernährungsmanagement gehen und wie er zu verstehen ist, welches Wissen über bedarfs- und bedürfnisgerechte Ernährung erforderlich ist und wie ausgeklügelte Rezepte zu einer guten und vollwertigen Versorgung pflegebedürftiger Menschen und deren Wohlbefinden beitragen. Zusätzlich wollen wir verdeutlichen, dass eine Umsetzung, besonders in pflegerisch herausfordernden Fällen, auch budgetkonform möglich ist. Herausgegeben vom „deutschen Netzwerk für Qualitätsentwicklung in der Pflege“ (DNQP), ist der „Expertenstandard Ernährungsmanagement zur Sicherung und Förderung der oralen Ernährung in der Pflege“ der geltende Standard und zugleich die Messlatte der Pflegequalität in Pflegeeinrichtungen. Da der DNQP schon im Vorwort darlegt, dass eine konkrete Umsetzung nur mit dem entsprechenden Hintergrund einer Pflegeeinrichtung und den damit verbundenen pflegerischen Kompetenzen möglich ist, aber eben diese Kompetenzen nicht benennt, formulieren wir in diesem Buch, was sich dahinter verbirgt und wie die geforderte pflegerische Leistung zu erzielen ist. Wir konkretisieren, was unserem Ermessen nach erforderlich ist, um eine Mangelernährung zu erkennen, ihr entgegenzuwirken oder sie bestenfalls schon im Vorfeld zu verhindern. Hierzu ist es notwendig, dass jede Pflegekraft mit den Grundlagen der ernährungsphysiologischen Pflege vertraut ist und

weiß, wie sich unser Körper im Alter verändert und wie diese Veränderungen bei der individuellen Ernährung zu berücksichtigen sind. Außerdem muss die Pflegekraft in der Lage sein, die bisherige Lebensführung bei der Versorgung zu berücksichtigen. Dazu mehr im Kapitel „Körperliche Veränderungen“. weitere Infos siehe Seite 16

über ein Basiswissen für eine gesunde, abwechslungsreiche und vollwertige Ernährung verfügt. Wie individuell zusammengestellte Speisen und Getränke die Gesundheit fördern und warum eine mangelhafte Versorgung eine Genesung verhindert, beschreibt das Kapitel „Bedarfsgerechte Ernährung“. weitere Infos siehe Seite 26

in der Lage ist, individuelle Ernährungstherapien entsprechend einer vorhandenen Herausforderung vorzuschlagen und anzuwenden. Hierbei geht es um die typischen ernährungsabhängigen Versorgungsmöglichkeiten, wie z.B. eine erhöhte Proteinzufuhr oder eine individuelle und ggf. erhöhte Energie- und Nährstoffzufuhr. Welche Möglichkeiten es hier gibt und wann welche Maßnahme sinnvoll erscheint, wird im Kapitel „Häufige Probleme während und nach der Nahrungsaufnahme“ beschrieben.

weitere Infos siehe Seite 110

Trotz aller Vorgaben des Expertenstandards ist es uns wichtig, die individuelle Umsetzung den einzelnen Einrichtungen zu überlassen und hier keinesfalls eine Pflegedoktrin auszurufen. Pflege muss so individuell sein, wie die Menschen, die sie erbringen und die Menschen, für die sie erbracht wird.
Am Ende unseres Buches hoffen wir, die Grundlage für eine gemeinsame Basis aller Bereiche aufgezeigt zu haben und das Verständnis zu wecken, dass gute Pflege nur gemeinsam funktioniert. Dafür führen wir an geeigneten Stellen Beispiele und Anleitungen auf, die Sie dabei unterstützen, die einzelnen Ebenen des Expertenstandards für Mitarbeiter*innen und Kolleg*innen verständlich umzusetzen. Wir nennen diese Best Practice und kennzeichnen sie durch ein entsprechendes Symbol.

Best Practice

Der Expertenstandard

Kategorien des Expertenstandards

Sie dienen dem Zweck, das Pflegeergebnis messbar und somit überprüfbar zu machen. So ist es möglich, eine objektive Bewertung der Pflegequalität zu erhalten, die Pflege zu verbessern und in ihrer Qualität weiterzuentwickeln. Dass diese Forderungen regelmäßig überprüft werden, ist bekannt, aber sind die Mitarbeiter*innen auch immer mit den Kompetenzen zur forderungsgerechten Umsetzung ausgerüstet und sind ihnen alle Möglichkeiten eingeräumt?

Der Expertenstandard unterscheidet grundlegend in Struktur, Prozess und Ergebnis.

Er formuliert für jede dieser Kategorien entsprechende Kriterien und definiert damit die Anforderungen an eine moderne Pflege. Die so eingeforderten Kompetenzen liegen sowohl im Bereich der praktischen Umsetzung eines Pflegealltags-, als auch im notwendigen Grundwissen für die nicht ganz alltäglichen Herausforderungen eines Pflegeberufes. Unterteilt sind diese Anforderungen dabei in drei Kategorien, die sich im Tagesgeschäft der Pflege wiederfinden.

Dabei beschreibt
die Struktur das notwendige Können
einer Pflegekraft,
der Prozess die Durchführungsart
der Tätigkeiten in der Pflege,
das Ergebnis das Ziel, das es durch
die Pflege zu erreichen gilt.

Als Besonderheit bei den Strukturkriterien benennt der Expertenstandard noch zusätzliche Kriterien, die beschreiben, welche Voraussetzungen eine Einrichtung zu schaffen hat, damit alle Beteiligten in der Lage sind, ihre Aufgaben adäquat zu erfüllen.

Anforderungen des Expertenstandards

Näher betrachtet fällt auf, dass der Expertenstandard bei seiner Formulierung der Kompetenzen darauf verzichtet, die dafür notwendigen Fähigkeiten und Kenntnisse des Pflegenden detailliert zu benennen. Stattdessen geht er grundsätzlich davon aus, dass die zur Pflege notwendigen Inhalte und Fähigkeiten während der Ausbildung nach aktuellem Stand vermittelt und erlernt wurden.

Der Schwerpunkt einer pflegerischen Ausbildung lag aber bisher eher im Bereich der medizinisch pflegerischen Versorgung, wodurch die Ernährungsphysiologie in den Hintergrund geriet und als Ausbildungsteil zu kurz kam. Daher sind bei diesem Thema in allen Bereichen kaum Erfahrungen und selten gutes Basiswissen vorhanden, wodurch viele Möglichkeiten für eine bessere Pflege unerkannt bleiben.

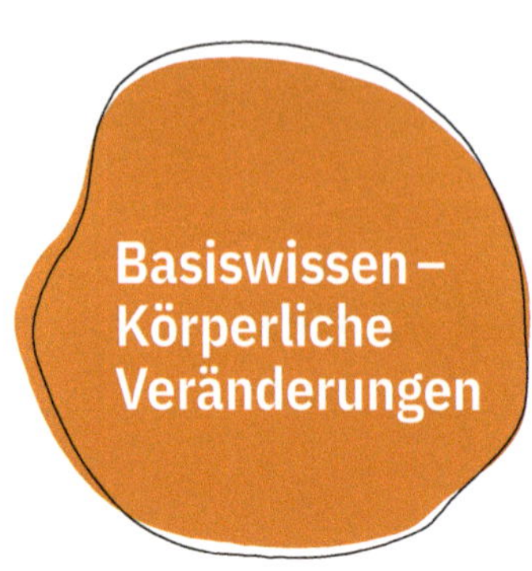

Körperliche Veränderungen

Im Alter verändert sich einiges im Körper. Meist haben gleich mehrere Faktoren einen Einfluss auf die Ernährung. In ihrer Summe können sie dann im schlimmsten Fall zu einer bedrohlichen Mangelernährung führen. Die Tabelle auf der gegenüberliegenden Seite zeigt die altersbedingten Veränderungen und deren Auswirkungen auf die Ernährung.

Regulation der Nahrungsaufnahme

Eine bedeutsame Veränderung ist die Abnahme des Appetits, die durch veränderte Hunger- und Sättigungssignale im Körper hervorgerufen wird. Wenn zusätzlich der Geschmack und Geruch abnehmen, trägt beides dazu bei, dass Betroffene weniger Nahrung zu sich nehmen können und möchten. In jüngeren Jahren haben wir den Drang nach geschmacklicher Abwechslung. Im Alter nimmt dieses Bedürfnis ab, was dazu führt, dass ältere Menschen länger mit gewissen Speisen zufrieden sind. Allerdings ist die Gefahr einer einseitigen Lebensmittelauswahl dadurch groß. Auch der Magen verändert sich. Er dehnt sich während einer Mahlzeit weniger stark aus als früher und entleert sich langsamer. Das hat zur Folge, dass ältere Menschen schneller und länger satt sind.

Wer Appetitlosigkeit nicht selbst erlebt hat, kann oft nur schwer verstehen, wie belastend es sein kann, keine Lust auf Essen zu haben. Leider können wir keine allgemeinen, für jede*n passende Lösungen geben. Sie müssen daher ausprobieren, welche Empfehlungen in der konkreten Situation hilfreich sein könnten. Schon kleine Schritte sind ein großer Gewinn.

	Veränderung	Auswirkung
Regulation der Nahrungsaufnahme	Geschmack & Geruch, Appetit ↓	Geringe Essmenge, Risiko für Mangelernährung ↑
Wasserhaushalt	Durst, Körperwasser ↓	Risiko für Dehydratation (Austrocknung) ↑
Körperzusammensetzung	Körperfett ↑ Muskelmasse, innere Organe, Knochenmasse, Körperwasser, ↓	Energiebedarf ↓
Verdauungstrakt	Magenschleimhautentzündung Verstopfung ↑	Risiko für B12-, Calcium-, & Eisenmangel, Völlegefühl, Appetitlosigkeit ↑
Haut und Nieren	Vitamin-D-Bildung, Bildung aktiver Vitamin-D-Form ↓	Risiko für Vitamin-D-Mangel ↑

Eigene Darstellung, in Anlehnung an: Volkert, Dorothee (2015): Grundlagen, in: Praxiswissen Gerontologie und Geriatrie kompakt: Ernährung im Alter, 1. Aufl., Berlin, Deutschland: De Gruyter, S. 12.

Tipps bei wenig Appetit

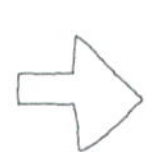

Beobachten, ob es eine Tageszeit gibt, zu der mehr Appetit vorhanden ist (für viele am Morgen). Zu dieser Zeit so viel und energiereich wie möglich „auf Vorrat“ essen.

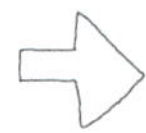

Überprüfen, ob Beschwerden vorliegen und diese beseitigen (z.B. Schmerzen beim Schlucken).

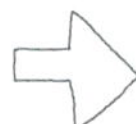

5 – 6 kleine Portionen über den Tag verteilen.

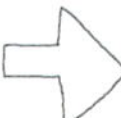

Appetitlich & farbenfroh anrichten (z.B. in kleinen Gläschen).

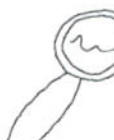

Rezeptideen für appetitlich angerichtete Kuchen im Glas finden Sie ab Seite 20.

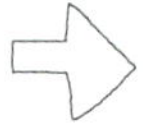

Kleine Portionen auf großen Tellern anrichten.

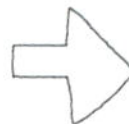

Eine möglichst entspannte Atmosphäre zum Essen schaffen.

Diese Speisen und Getränke steigern den Appetit:

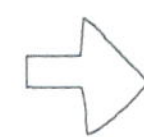

Kleine Portion kräftige Gemüse- oder Fleischbrühe

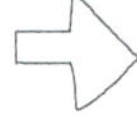

Kräuter & Gewürze (z.B. Schnittlauch, Ingwer & Zimt)

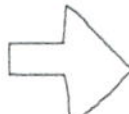

Vor dem Essen: alkoholfreies Bier, Tonic Water, Bitter Lemon

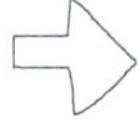

Bittere Tees aus der Apotheke (z.B. Wermut, Löwenzahn)

Wasserhaushalt

Wasser ist ein wahres Lebenselixier: Ohne genügend Flüssigkeitszufuhr können wir nicht überleben. Darum signalisiert uns das Durstgefühl in der Regel wenn Flüssigkeit aufgenommen werden muss. Problematisch wird es dann, wenn der Durst ausbleibt. Das ist häufig bei älteren Menschen der Fall, da alternde Sinneszellen das Durstempfinden unterdrücken. Hinzu kommt, dass die Nieren im Laufe des Lebens die Fähigkeit verlieren, den Harn zu konzentrieren. Folglich wird mehr Wasser ausgeschieden. Ungünstige Trinkgewohnheiten, eine zunehmende Hilfsbedürftigkeit und die Angst vor nächtlichen Toilettengängen können zusätzlich dafür sorgen, dass ältere Menschen viel zu wenig trinken. Das Beheben dieser Trinkhemmnisse und die 5 Ideen zur Steigerung der Trinkmenge können als Hilfestellung auf dem Weg zu einer ausreichenden Flüssigkeitszufuhr von mindestens 1,5 Litern dienen. Der Flüssigkeitsbedarf kann aufgrund von Krankheiten individuell unterschiedlich sein. Daher ist die Rücksprache mit dem Arzt wichtig. Bei Bewohner*innen, die diese Flüssigkeitsmenge nicht mehr eigenverantwortlich aufnehmen können, sollte die tägliche Trinkmenge mit Hilfe eines Trinkprotokolls überwacht und dokumentiert werden.

5 Ideen zur Steigerung der Trinkmenge

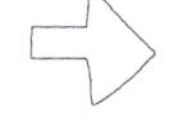
Zu jeder Mahlzeit und Zwischenmahlzeit etwas anbieten.

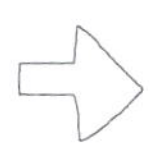
Besonderen Geschmacksvorlieben nachgehen, auch wenn es sich z. B. um süße Getränke handelt, im Winter eignet sich Tee.

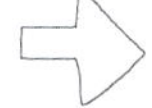
Individuellen Tagestrinkplan erstellen, um die Flüssigkeitszufuhr sicherzustellen.

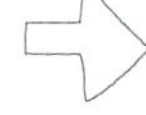
Trinkstationen für mobile Senioren einrichten.

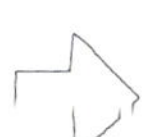
Geeignete Trinkgefäße (z.B. farbige Becher für Wasser, Tassen mit großen und weich geformten Henkeln, kippsichere Trinkgefäße, Trinkhalme)

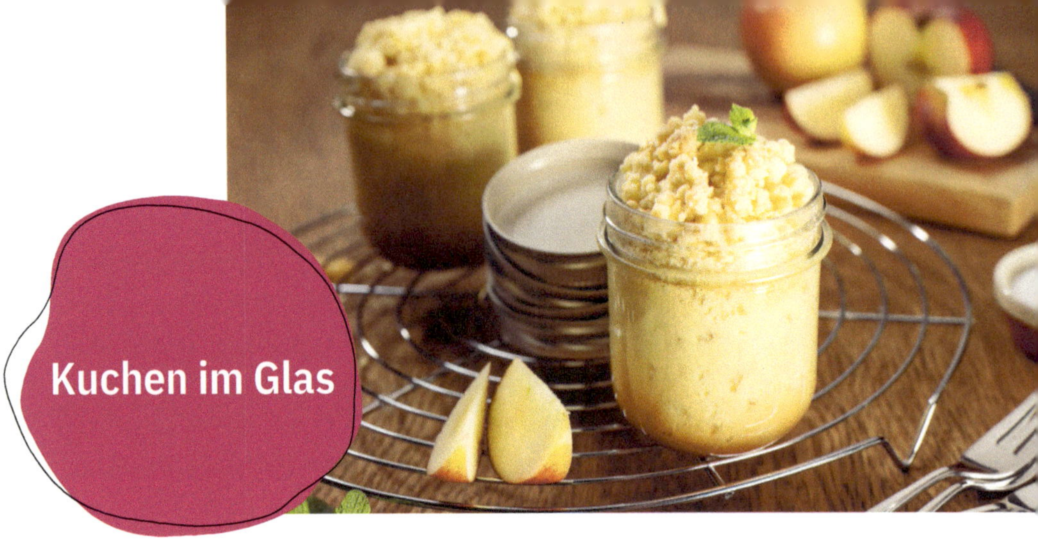

Kuchen im Glas

Durch den Vakuumeffekt sind diese Kuchen mehrere Wochen haltbar (min. 6 Monate im Kühlschrank, 3 Monate ohne Kühlung). Das Vakuum funktioniert wie beim Marmelade kochen. Etwas Heißes im Glas wird verschlossen und beim Abkühlen der Gläser entsteht ein Unterdruck, das Vakuum.

Apfelkuchen – für 1,26 kg Gesamtmenge ca. 6 bis 8 Portionen

Zutaten Teig:
3 mittelgroße Äpfel
100 g Margarine
160 g brauner Zucker
3 Eier
etwas Zimt
210 g Dinkelmehl
8 g Backpulver

Zutaten Streusel:
50 g Zucker
100 g Dinkelmehl
50 g Margarine

Die Margarine, Eier, Zucker und Zimt schaumig rühren. Mehl mit dem Backpulver mischen und unter die Margarine arbeiten. Anschließend die Apfelwürfel oder feine Spalten einarbeiten. Im zweiten Schritt alle Zutaten der Streusel verarbeiten, bis es schöne Streusel sind. Diese zum Schluss darauflegen und backen. Die Gläser bei 170 °C ca. 20 – 25 Min. in den Ofen schieben. Wenn Sie die Gläser aus dem Ofen nehmen, lassen Sie diese kurz abkühlen und verschließen sie danach rasch, um den Vakuumeffekt zu erzeugen.

Energie	Fett	Kohlenhydrate	Eiweiß	Ballaststoffe	Angaben
282 kcal	11,6 g	38,3 g	4,97 g	1,57 g	je 100 g

8,95 g Eiweiß p. Port. **2,83 g Ballaststoffe p. Port.**

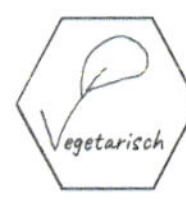

Alternativ kann jedes dieser Rezepte auch auf einem
Blech gebacken werden. In Würfel geschnitten eignet
es sich dann auch für Fingerfood-Portionen.

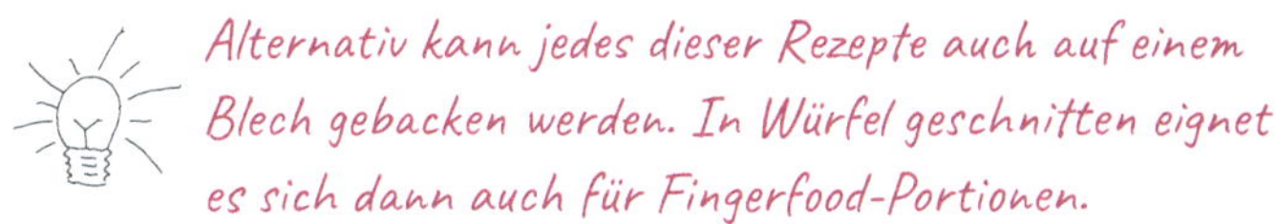

Hirse-Gemüsekuchen – für 1,11 kg Gesamtmenge ca. 6 bis 8 Portionen

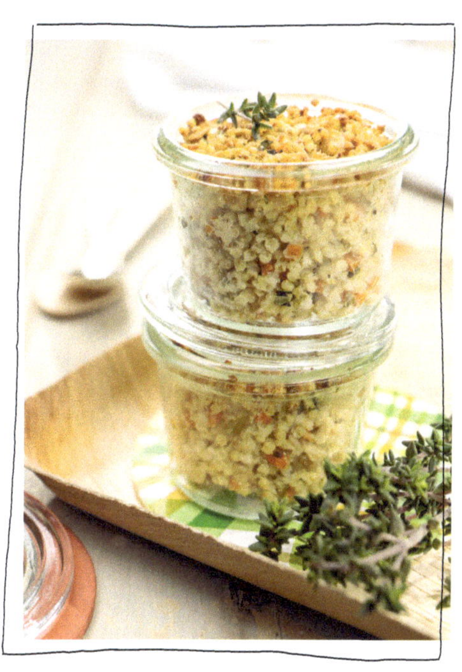

200 g Hirse
400 ml Gemüsebrühe
300 g Möhren
60 g Zwiebel
Saft einer halben Zitrone
20 g gemischte Kräuter
(Schnittlauch, Dill, Petersilie usw.)
Salz und Pfeffer
20 g Sojasahne oder Hafer Cuisine
50 g Haferflocken, Kleinblatt
Bratöl

Hirse in der Gemüsebrühe für ca. 3 Min. garen und anschließend mit geschlossenem Deckel ca. 20 Min. ziehen lassen. Die Zwiebeln und Möhren schälen und in feine Würfel schneiden. Die Hirse-Gemüse-Mischung mit den restlichen Zutaten vermengen und kräftig würzen.
Die Masse in eingefettet Gläser füllen und bei 180 °C ca 15 – 20 Min. backen.
Für die Zubereitung als Bratling: die Masse mit feuchten Händen zu flachen , runden Bratlingen formen (falls sich die Masse nicht formen lässt, geben Sie noch einen EL Haferflocken dazu) und direkt in der heißen Pfanne in reichlich Öl, knusprig braten.

Energie	Fett	Kohlenhydrate	Eiweiß	Ballaststoffe	Angaben
109 kcal	2,23	17,4 g	3,23 g	2,41 g	je 100 g

5,21 g Eiweiß p. Port. 3,82 g Ballaststoffe p. Port.

Vegan

laktosefrei

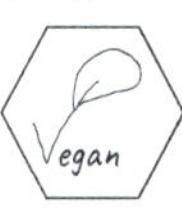

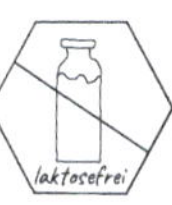

Karottenkuchen – für 1,41 kg Gesamtmenge ca. 6 bis 8 Portionen

300 g Mandeln (gemahlen)
100 g Kichererbsenmehl
300 g Zucker
1 St. Zitronenabrieb
5 Eigelb
5 Eiweiß
350 g Karotten
1 g Zimt (gemahlen)
Prise Nelkenpulver
7 g Backpulver
3 g Salz
20 g Kirschwasser
20 g Zitronensaft

Die Eigelbe mit dem Zucker cremig rühren. Die Karotten schälen, raspeln und mit den gemahlenen Mandeln unter das Eigelb ziehen. Kichererbsenmehl, Zimt, Nelke, Zitronenschale, Backpulver, Kirschwasser, Zitronensaft und Salz miteinander vermischen und der Masse beigeben. Das Eiweiß zu steifem Schnee schlagen und unterheben. Den Teig in eine gebutterte, mit Mehl ausgestäubte Springform geben und im vorgeheizten Backofen ca. 60 Min. bei 170 °C backen.

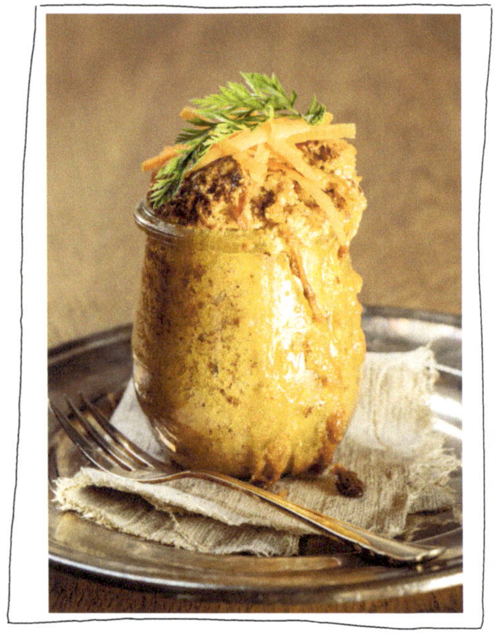

Vegan: Hier kann das Ei ersetzt werden. Dafür 1 EL Kichererbsenmehl mit 2 EL Apfelmus verrühren und die Backpulvermenge im Rezept verdoppeln.

Energie	Fett	Kohlenhydrate	Eiweiß	Ballaststoffe	Angaben
283 kcal	13,8 g	27,4 g	9,26 g	4,45 g	je 100 g

18,65 g Eiweiß p. Port. **8,96 g Ballaststoffe p. Port.**

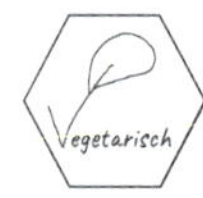

Zucchinikuchen – für 1,92 kg Gesamtmenge ca. 10 bis 12 Portionen

400 g Zucchini
300 g Dinkelmehl 630
1 g Backpulver
200 g Haselnuss (gemahlen)
1 g Zimt (gemahlen)
250 g Zucker
15 g Vanillezucker
1 g Salz
4 Eier
200 g Rapsöl
15 g Öl zum Ausfetten der Gläser
50 ml Kuhmilch
250 g Blockschokolade (geraspelt)

Die Zucchini waschen und fein raspeln, die Gläser mit dem Öl gut fetten. Mehl und Backpulver mischen und mit allen trockenen Zutaten in einer Schüssel bereitstellen. Eier, Öl und Kuhmilch zugeben und das Ganze mit einem Handrührgerät 2 Min. verrühren. Die Masse in 230 ml Gläser zu 3 / 4 befüllen und ca. 15 – 20 Min. bei 180 °C backen. Nach dem Backen die Gläser etwas herunterkühlen lassen, Deckel aufschrauben und fertig auskühlen lassen.

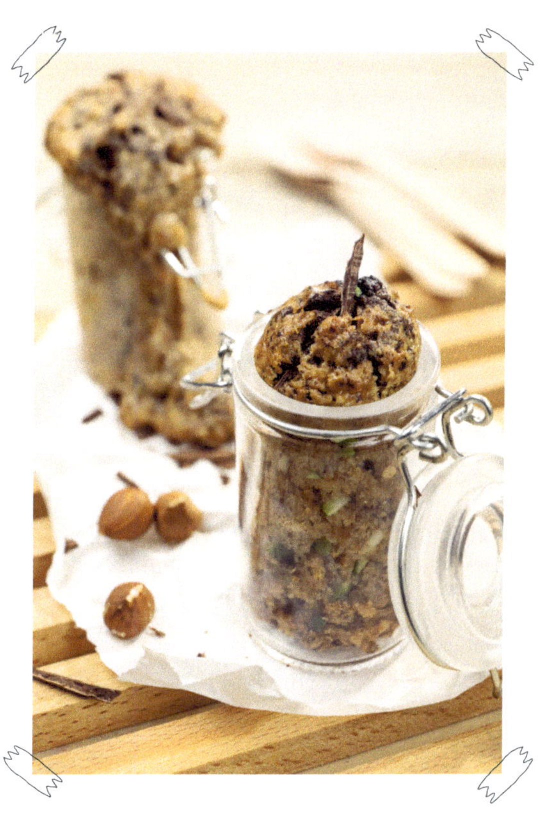

Energie	Fett	Kohlenhydrate	Eiweiß	Ballaststoffe	Angaben
353 kcal	20,3 g	34,5 g	7,03 g	2,7 g	je 100 g

12,27 g Eiweiß p. Port. 4,71 g Ballaststoffe p. Port.

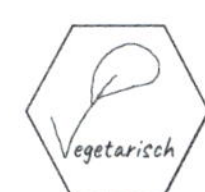

Basiswissen – Körperliche Veränderungen

Verdauungstrakt, Haut und Nieren

Der *Schluckreflex* kann durch eine verringerte Muskelspannung der Speiseröhre beeinträchtigt sein. Durch schlechten Zustand der Zähne (die eigenen oder den Zahnersatz) kann es zu Kaubeschwerden kommen. Mundtrockenheit ist eher eine Folge von Krankheiten und Medikamenten als eine natürliche Veränderung.

Die *Nieren* können weniger Harn konzentrieren, was eine stärkere Wasserausscheidung mit sich bringt. Die Umwandlung von Vitamin D in seine aktive Form ist eigeschränkt und das Risiko für einen Vitamin D-Mangel steigt.

Dickdarm: Durch organische oder neurologische Störungen spüren Betroffene zwar einen Stuhldrang, können diesen aber nicht immer unterdrücken. Die Folge: Stuhlinkontinenz. Durch eine geschwächte Muskulatur und verringerte Sensibilität im Enddarm steigt das Risiko für Verstopfungen, Ausstülpungen der Darmwand und Entzündungen dieser Ausstülpungen.

Die *Haut* verliert die Fähigkeit mit Hilfe von Sonnenlicht Vitamin D zu bilden. Das führt zu einem erhöhten Risiko für Vitamin D Mangel. Dieser hat negative Folgen für Knochen und Muskeln. Ein Mangel kann z.B. zur Entstehung von Osteoporose beitragen.

Der *Magen* wird geringer durchblutet, die Zellen teilen sich weniger und gehen verloren. Das führt zu Schädigungen der Magenschleimhaut. Die Folge: häufigeres Auftreten von Magenschleimhautentzündungen. Der Magen dehnt sich während einer Mahlzeit weniger stark und entleert sich langsamer. Folge: schnellere und längere Sättigung

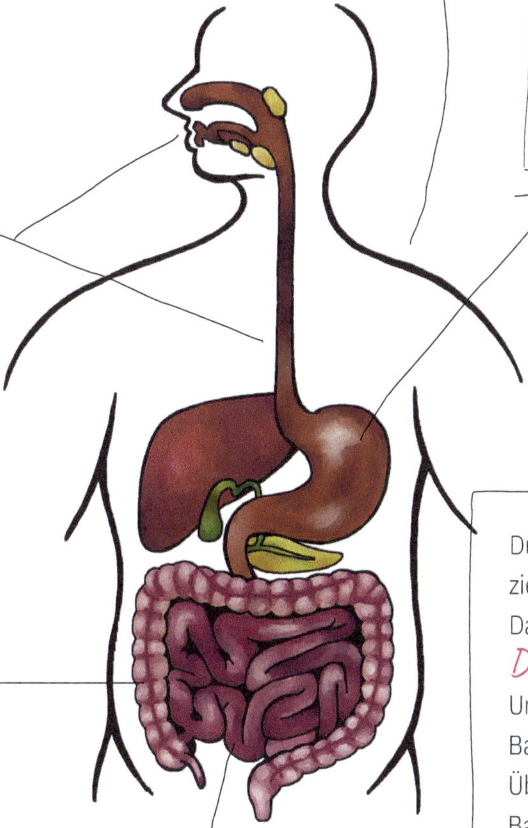

Durch eine Entzündung produziert der Magen weniger Säure. Dadurch steigt der pH-Wert im *Dünndarm* an. Das ist eine gute Umgebung für krankmachende Bakterien und es kann zu einer Überwucherung von ungesunden Bakterien kommen. Calcium, Eisen und Vitamin B12 sind dann schlechter verfügbar und das Risiko für einen Mangel steigt.

Körperzusammensetzung

Im Laufe der Zeit verändert sich die Zusammensetzung des Körpers. Sowohl die sogenannte fettfreie Masse als auch die Körperzellmasse nehmen ab. Das trägt dazu bei, dass sich der Grundumsatz verringert und meist der Energiebedarf sinkt. Durch eine geringere Nahrungs- und Nährstoffaufnahme erhöht sich so das Risiko für eine Mangelernährung, denn die benötigte Nähstoffmenge bleibt gleich oder kann sich sogar erhöhen (z.B. durch Medikamente). Auch Stürze und Knochenbrüche sind auf die veränderte Körperzusammensetzung zurückzuführen. Ein Grund dafür ist beispielsweise die Abnahme von Muskelkraft und Knochendichte. Mangelnde Ernährung verstärkt diesen Teufelskreis. Durch eine gleichzeitig steigende Fettmasse kann es dann passieren, dass das Gewicht auf der Waage unverändert bleibt und die Abnahme der Muskelmasse nicht erkannt wird. Daher ist es wichtig, den individuellen Energiebedarf der Bewohner*innen zu ermitteln und die oben genannten Veränderungen der Körperzusammensetzung zu berücksichtigen.

Die Berechnung des Energiebedarfs wird auf Seite 58/59 genauer erklärt.

Basiswissen – Bedarfsgerechte Ernährung

Für einen gesunden, normalgewichtigen Menschen gelten die Regeln der gesunden Ernährung (S. linke Spalte der Tab. auf S. 26, zusammengefasst von der Deutschen Gesellschaft für Ernährung (DGE)). Sie setzt sich aus Lebensmitteln mit einer hohen Nährstoffdichte, wie Gemüse, Obst, Vollkorngetreide, fettarmen Milchprodukten, fettarmem Fleisch, Fisch, Geflügel und Eiern zusammen. Sofern eine Mangelernährung vorliegt, können diese Regeln jedoch von den Empfehlungen der DGE abweichen. Die Ernährung sollte dann nicht mehr nährstoffreich und energiearm, sondern ggf. nährstoffreich und energiereich. Die Spalte „Tipps bei Mangelernährung“ in der Tabelle auf Seite 26 soll eine Hilfestellung bieten, die Ernährung bedarfsgerecht zu gestalten und kalorien- und nährstoffreich abzuwandeln. Diese Ernährungsempfehlungen zur gesunden Ernährung sind für alle Personen geeignet, die keine spezielle Diät befolgen müssen. Sie gelten aber auch für viele Erkrankungen wie Diabetes, Fettstoffwechselstörungen, Hypertonie, Gicht oder Übergewicht. In diesen Fällen empfiehlt sich ein sparsamer Umgang mit Fett, Fleisch, Alkohol und Zucker. Gemüse, Obst, Kartoffeln, Vollkornprodukte und fettarme Milchprodukte sollten hingegen reichlich im Speiseplan zu finden sein. Nachschauen können Sie dies ebenso in der Tabelle auf den Seiten 28/29.

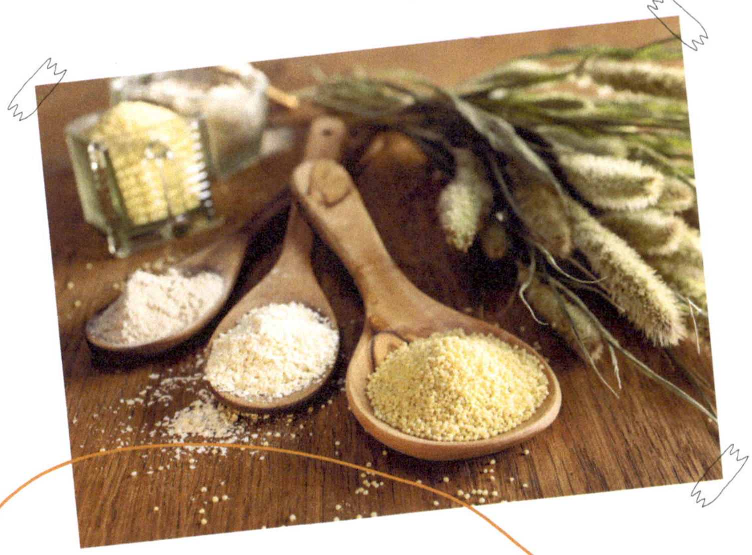

Seit einigen Jahren feiert die leicht nussig schmeckende Hirse ihr Comeback – und das nicht ohne Grund, denn sie liefert viele gesundheitliche Vorteile. So sind die Nährstoffe im gesamten Hirsekorn verteilt, was die Hirse dadurch ähnlich gesund macht, wie richtiges Vollkorngetreide. Außerdem liefert sie viel Eiweiß, was für die Muskulatur und die Wundheilung wichtig ist. Sie enthält viel Magnesium und das unterstützt die Funktion von Muskeln und Nerven. Außerdem ist die Hirse leicht verdaulich und glutenfrei. In der Küche ist sie vielseitig einsetzbar: von süß bis herzhaft, z.B. in Kombination mit Gemüse oder Obst.

Tabelle zur bedarfsgerechten Ernährung

	Mengen bei Gesunden / Normalfall	Tipps bei Mangelernährung	Funktionen
Pflanzliche Kost	3 Portionen Gemüse (insg. 400 g) 2 Portionen Obst (insg. 250 g) 4–5 Scheiben Brot (insg. 200–250 g) oder 3–4 Scheiben Brot (insg. 150–200 g) und Getreideflocken (insg. 50–60 g) Kartoffeln (insg. 200 g) oder Reis oder Nudeln (insg. 60–70 g roh)	Energiereich zubereiten mit Ölen, Nüssen, Sahne oder Butter	Obst und Gemüse sind wichtige Nährstofflieferanten. Ballaststoffe sind verdauungsregulierend & Futter für unsere guten Darmbakterien. Kohlenhydrate liefern Energie.
Tierische Lebensmittel	Milch (insg. 250 g) oder Milchprodukte und 2–3 Scheiben Käse pro Tag 2–3 Portionen Fleisch (je 125 g) pro Woche 2–3 Portionen (je 50 g) Wurst pro Woche 1–2 Fischmahlzeiten pro Woche 2–3 Eier pro Woche	Nicht mäßigen, da diese Lebensmittel wichtiges Eiweiß liefern	Eiweiß ist der Baustoff für Muskeln & die Zellerneuerung Min. 1,2–1,5 g pro Kilogramm Körpergewicht pro Tag Beispiel: 60 kg x 1,2 g = 72 g Eiweiß pro Tag *weitere Infos ab Seite 35*

	Mengen bei Gesunden / Normalfall	Tipps bei Mangelernährung	Funktionen
Fette & Öle	Butter oder Margarine (insg. 15 – 30 g) Öl (insg. 10 – 15 g)	Großzügig einsetzen, da sie Energielieferanten sind	Fette & Öle liefern ganze 9 kcal pro Gramm & sorgen für die Aufnahme der fettlöslichen Vitamine A, D, E und K. Wie gesundheitsförderliche Fette in einer Einrichtung integriert werden können, zeigt das Kapitel „Ölwechsel" . siehe Seite 172
Getränke	Mindestens 1,5 Liter Geeignete Durstlöscher: Mineral- / Leitungswasser, stark verdünnte Saftschorlen, ungezuckerter Tee	Getränke mit Energie bevorzugen, z. B. Fruchtsaftschorlen aus 100 %igem Saft	Flüssigkeit: Lösungs-, Transport- & Kühlmittel im Körper Ein Flüssigkeitsmangel bedeutet Minderung der Leistungsfähigkeit

Merke: Eine bedarfsgerechte Kost bei Mangelernährung sollte nährstoffreich und an den Energiebedarf angepasst sein.

5 Portionen Obst und Gemüse umsetzen

Zum Frühstück:
Frisch gepresster / 100 %iger Orangensaft, Obst im Joghurt.

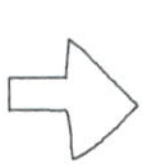

Zu jeder Brotmahlzeit:
Gemüse oder Obst anbieten, z.B. Gemüsesticks, Gurkenscheiben, Gemüsesaft.

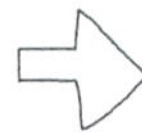

Jede warme Mahlzeit mit Gemüse oder Salat.

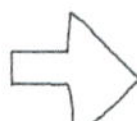

Soßen mit Gemüsepüree anreichern.

Obstdesserts, z.B. Pudding mit Obstsalat, Obstquarkspeise, Eis mit Fruchtpüree.

Um Gewicht zuzunehmen, sollte also möglichst viel Energie bereits in kleinen Speisen enthalten sein. Dafür sollte den Speisen Fett in Form von Öl, Sahne oder Butter hinzugefügt werden.

Anreicherungsmöglichkeiten	Kcal pro EL
Öl	72 kcal
Butter	77,5 kcal
Erdnussmus	63 kcal
Sahne (30 % Fett)	31 kcal
Creme fraîche (40 % Fett)	45,5 kcal

Auch bestimmte Getränke liefern Nährstoffe. Smoothies, Kakao, Malzbier, Obst- oder Gemüsesäfte sind schnelle Energielieferanten für zwischendurch. Etwas Sahne oder Öl im Getränk kann hier zusätzliche Energie liefern. Besonders Zwischenmahlzeiten tragen dazu bei, eine ausreichende Energiezufuhr sicherzustellen, wenn zu den Hauptmahlzeiten nur kleine Mengen verzehrt werden können. Inspirationen für Smoothies als Zwischenmahlzeiten finden Sie auf den folgenden Seiten.

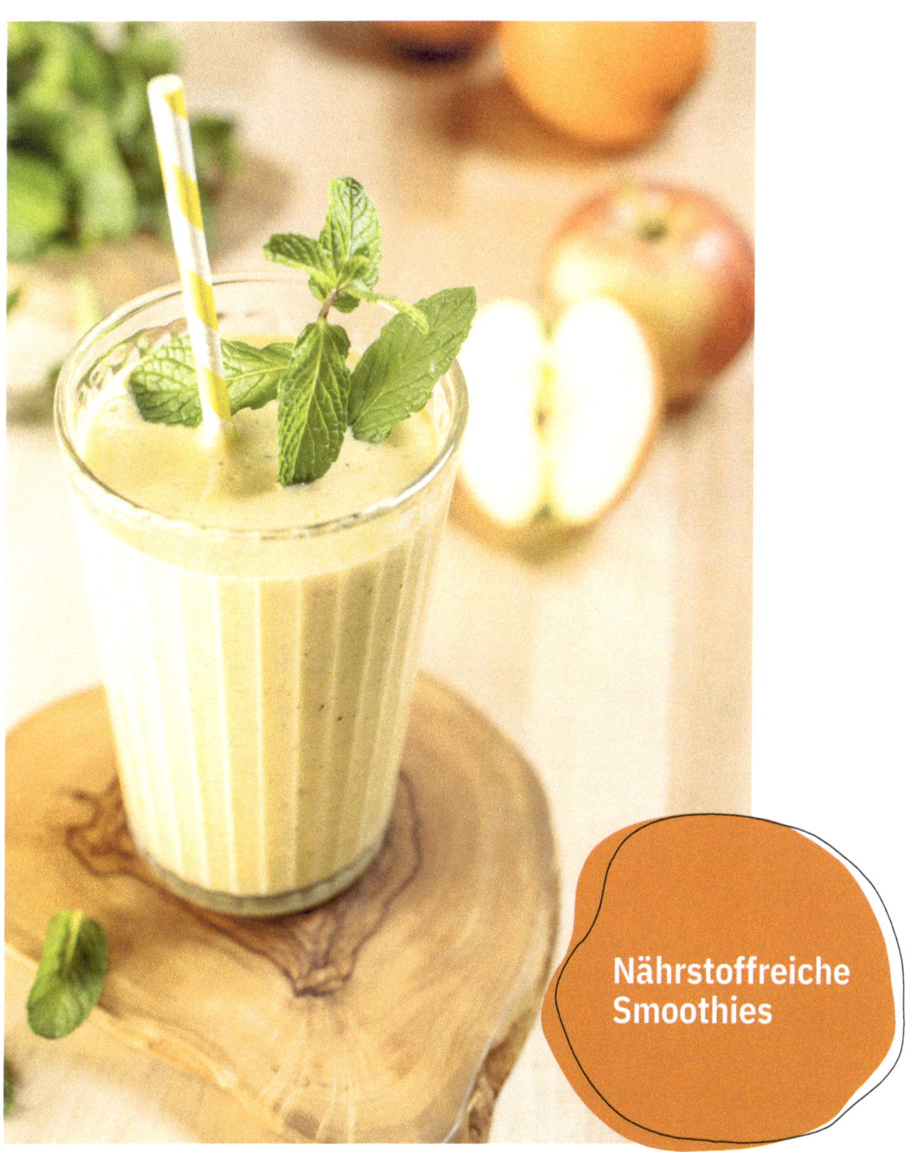

Nährstoffreiche Smoothies

Schokoladen-Smoothie – für 918 g Gesamtmenge ca. 6 bis 8 Portionen

3 Bananen (reif!)
40 g Dinkelflocken
15 g Leinsamenmehl teilentölt
8 g Chiamehl
500 ml Hafermilch
10 g Zitronensaft
30 g Dattel getrocknet
10 g Leinöl (frisch), alternativ Rapsöl
1 EL Kakaopulver

Banane in Stücke schneiden, mit dem Zitronensaft marinieren, alles zusammen sehr fein mixen. Anschließend kaltstellen, vor dem Servieren nochmal aufrühren.

Energie	Fett	Kohlenhydrate	Eiweiß	Ballaststoffe	Angaben
104 kcal	3,2 g	15,4 g	1,86 g	2,18 g	je 100 g

2,44 g Eiweiß p. Port. **2,86 g Ballaststoffe p. Port.**

Vegan laktosefrei

Spinat-Shake – für 920 g Gesamtmenge ca. 4 bis 6 Portionen

750 ml Mandelmilch
150 g Blattspinat
2 TL Chiasamenmehl teilentölt
2 TL Leinsamenmehl teilentölt
Salz und Zucker

Alle Zutaten in einen Mixer geben und zu einem cremigen Shake mixen.

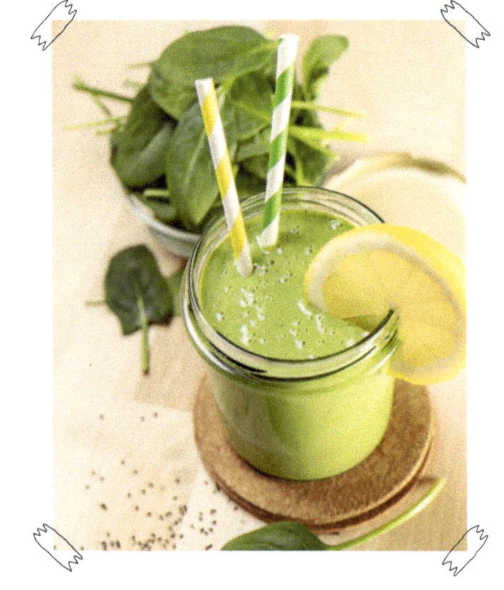

Energie	Fett	Kohlenhydrate	Eiweiß	Ballaststoffe	Angaben
108 kcal	6,38 g	7,87 g	4,5 g	1,63 g	je 100 g

8,28 g Eiweiß p. Port. **3 g Ballaststoffe p. Port.**

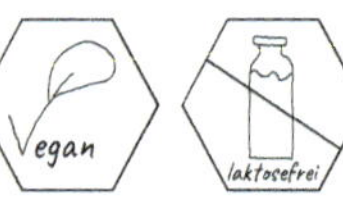

Müsli-Drink – für 1,1 kg Gesamtmenge ca. 6 bis 8 Portionen

130 g Dinkelschmelzflocken
50 g Haferkleie
260 ml Hafermilch
230 ml Wasser
150 ml Kokosmilch
2 Orangen
2 Äpfel
2 reife Bananen
Zitronensaft
20 g Erdnussbutter oder Mandelmus
Zimt

Banane in Stücke schneiden und mit dem Zitronensaft marinieren, sodass diese nicht braun wird. Anschließend mit den restlichen Zutaten mixen und kaltstellen. Vor dem Servieren noch einmal umrühren.

Energie	Fett	Kohlenhydrate	Eiweiß	Ballaststoffe	Angaben
116 kcal	3,83 g	14,6 g	3,26 g	2,29 g	je 100 g

5,12 g Eiweiß p. Port. **3,6 g Ballaststoffe p. Port.**

Dinkel-Früchte-Smoothie – für 753 g Gesamtmenge ca. 4 bis 6 Portionen

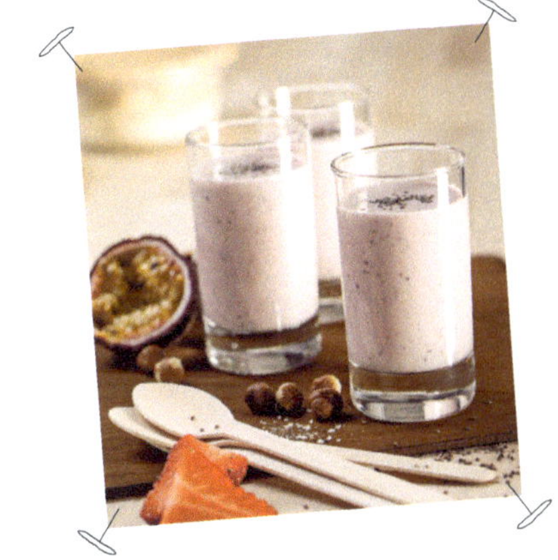

2 reife Banane, 80 g gefrorene oder frische Früchte nach Wahl (Himbeeren & Brombeere eignen sich nicht, wegen der Kerne)
40 g Dinkelflocken
15 g Leinsamenmehl teilentölt
8 g Chiamehl teilentölt
500 ml Mandelmilch
10 g Zitronensaft
30 g Feigen
10 g Leinöl (frisch), alternativ Rapsöl

Banane in Stücke schneiden, mit dem Zitronensaft marinieren, alles zusammen sehr fein mixen. Anschließend kaltstellen, vor dem Servieren nochmal aufrühren.

Energie	Fett	Kohlenhydrate	Eiweiß	Ballaststoffe	Angaben
97,2 kcal	3,56 g	11,3 g	2,74 g	2,29 g	je 100 g

4,13 g Eiweiß p. Port. **3,45 g Ballaststoffe p. Port.**

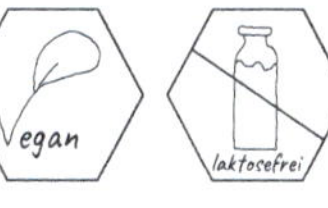

1. Wird man wirklich satt von einem Smoothie?

Ja, wenn man nicht nur Wasser und Früchte in einen Smoothie gibt, sondern mit Nüssen, Körnern, Kokosnussmilch oder Chiasamen arbeitet. Die machen aufgrund des hohen Eiweißgehalts richtig satt.

2. Was sind die besten Zutaten für sättigende Smoothies?

Bevorzugt Cashewkerne, da diese einen leichten Nussgeschmack haben und nicht zu dominant schmecken. Alle anderen Nüsse sind ebenfalls sehr gut geeignet. Wenn man Nüsse über Nacht einweichen lässt, werden sie vom Körper besser verwertet und machen den Smoothie noch cremiger.

3. Welche Früchte kann man am Besten verwenden?

Ganz klar, Bananen! Tipp, die Bananen portionsweise im perfekten Reifegrad einfrieren, da es schwer ist, immer perfekt reife Bananen zu Hause zu haben. Dazu die Bananen einfach schälen und portionsweise einfrieren. Ein weiterer Vorteil hierbei: Der Smoothie wird schön kalt. Auch andere eingefrorene Früchte wie Beerenobst eignen sich gut.

4. Wie bekomme ich den Smoothie so richtig cremig?

Das Wichtigste: Nicht zu viel Flüssigkeit! Lieber die Flüssigkeit nach und nach hinzugeben. Nüsse, Samen, Haferflocken oder Buchweizen sollten über Nacht eingeweicht und am besten Kokosnussmilch oder allgemein Nussmilch verwendet werden. Außerdem machen reife Bananen und ein guter Mixer den Unterschied.

Eiweiß – ein wichtiger Nährstoff

Auch Eiweiße liefern Energie und sind zusätzlich ein wichtiger Baustoff für unsere Muskeln & die Zellerneuerung. Im Alter ist der Bedarf an Eiweiß erhöht und liegt bei 1,2 – 1,5 g pro kg Körpergewicht. Somit benötigt eine erwachsene Person mit einem Körpergewicht von 60 kg also 72 g Eiweiß. Bei geringen Verzehrmengen kann eine geschickte Kombination von Eiweißquellen dafür sorgen, dass Nahrungsproteine besser in körpereigene Proteine umgesetzt werden können. Das geschieht durch bestimmte Kombinationen, beispielsweise von Kartoffeln mit Milch (Kartoffelpüree), Kartoffeln mit Ei oder Quark, einem Glas Milch oder Hülsenfrüchten mit Getreide (Linsensuppe und eine Scheibe Brot). Daran wird deutlich, dass auch eine vegetarische oder vegane Ernährung eiweißreich gestaltet werden kann. Im Rezeptteil gibt es Inspirationen für vollwertige vegetarisch, vegane Rezepte.

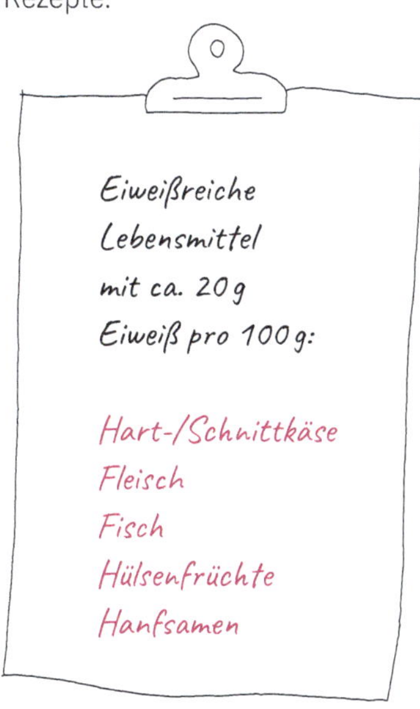

Eiweiß: Darum ist es so wichtig

Eine länger andauernde und unentdeckte Mangelernährung kann vielerlei Folgen nach sich ziehen. Besonders schwerwiegend ist ein andauernder Mangel an Eiweiß, da dies ein wichtiger Bestandteil aller menschlicher Zellen ist. Mögliche Folgen, die durch einen Eiweißmangel verursacht werden können, sind in dem folgenden Abschnitt dargestellt.

Betroffener Bereich	Folge	Erklärung
Skelett-muskulatur	Verlust von Muskelmasse (Sarkopenie)	Muskelabbau ist eine normale altersbedingte Veränderung. Beschleunigt wird der Muskelabbau jedoch zusätzlich durch zu wenig körperliche Bewegung: Ohne Sport baut der Körper bis zum 80. Lebensjahr bis zu 40 % der Muskelmasse ab. Auch der Mangel an Nährstoffen spielt dabei eine bedeutende Rolle. Für die tägliche Arbeit des Körpers ist Eiweiß notwendig. Wenn das Eiweiß nicht über die Nahrung zugeführt wird, ist der Körper gezwungen, Eiweiß aus der Muskulatur abzubauen. Für Fette und Kohlenhydrate gibt es im Körper Speicher, für Eiweiße jedoch nicht.
	Erhöhtes Sturzrisiko, Risiko für Knochenbrüche	Durch die geringere Muskelmasse wird der Stoffwechsel heruntergefahren und der Energieverbrauch sinkt. Als Folge haben die Betroffenen meist einen geringeren Appetit und essen weniger. Die körperliche Schwäche nimmt zu und die Bewegung ab, wodurch die Muskelmasse weiter abgebaut wird. Die Bewegungsabläufe werden gestört und das Reaktionsvermögen ist eingeschränkt. Dadurch kann es zu Stürzen und Knochenbrüchen kommen.
	Bettlägerigkeit	Eine langfristig zu geringe Eiweißzufuhr kann die Bewegungsmöglichkeit der Betroffenen so stark beeinflussen, dass es zur Bettlägerigkeit kommt.

Betroffener Bereich	Folge	Erklärung
Blut / Zell-versorgung	Einschränkung der Immunabwehr, Verzögerte Wundheilung	In Folge einer zu geringen Eiweißzufuhr ist die Darmbarriere nicht mehr ausreichend in der Lage, Erreger abzuhalten. Diese können dadurch leichter in den Körper gelangen und Krankheiten verursachen. Zudem ist Eiweiß ein wichtiger Baustoff für das Immunsystem. Die sogenannten Schutzproteine sind Bestandteile unseres Immunsystems, besser bekannt als Antikörper. Wenn diese fehlen, ist das Immunsystem nicht mehr voll leistungsfähig. Ein geschwächtes Immunsystem und der Mangel an Baustoffen für die körpereigene Bildung von neuem Gewebe können dann zusätzlich dazu führen, dass Wunden schlechter oder gar nicht verheilen.
Atmungs-muskulatur	Erhöhtes Risiko für Aspiration und Pneumonie	Ein Abbau der Muskelmasse kann im Bereich der Atemmuskulatur sehr gefährlich werden. Beim Gesunden sorgt diese Muskulatur im Falle des Verschluckens für einen schützenden Hustenreflex. Auch Sekrete werden durch die Atmungsmuskulatur abgehustet. Das dient der Reinigung der Atemwege. Wenn diese Selbstreinigung eingeschränkt ist steigt das Risiko für Lungenentzündungen.

Die Tabelle zeigt, dass ein Eiweißmangel langfristig dazu führt, dass die Betroffenen von der Unterstützung durch andere Menschen abhängig werden. Aufgrund dieser schwerwiegenden Auswirkungen ist es daher besonders wichtig, einen Eiweißmangel rechtzeitig zu erkennen und entgegenzuwirken. Wichtig: Der Eiweißbedarf kann in bestimmten Situationen erhöht sein.

Mögliche Gründe für einen erhöhten Eiweißbedarf:

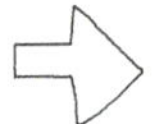

Bei erhöhter Muskelaktivität
z.B. durch Hinlauftendenz bei Demenz

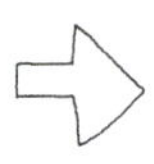

Bei einer Krebserkrankung, da das Gleichgewicht zwischen auf- und abbauenden Prozessen im Körper verändert ist.

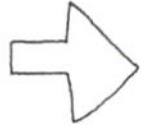

Bei Entzündungen.

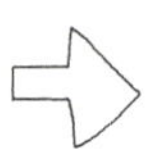

Zur Wundheilung wird Eiweiß als Baustein benötigt, damit neues Gewebe gebildet werden kann.

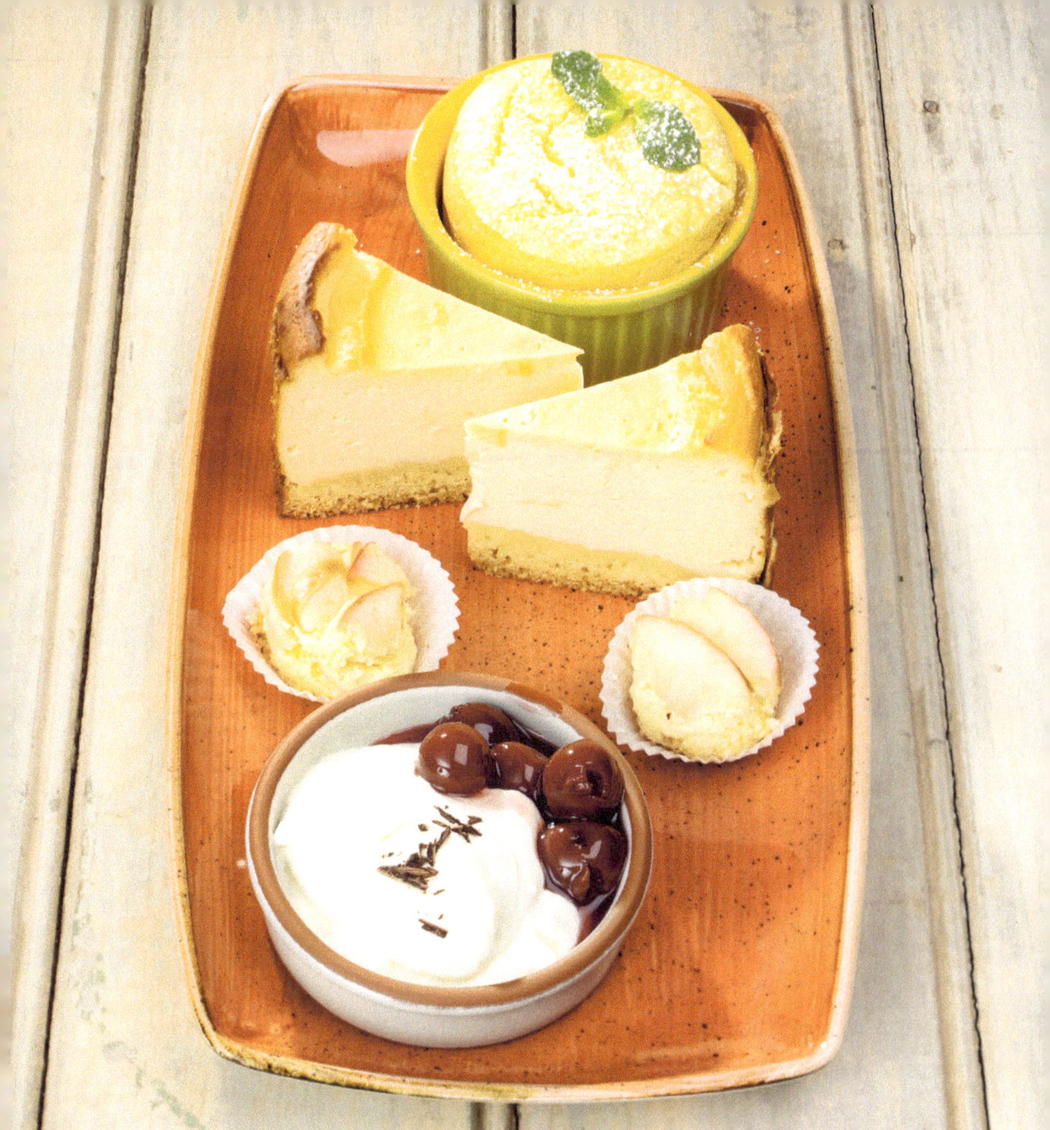

Bei laktosefreier Ernährung können die Milchprodukte der folgenden Rezepte eins zu eins durch laktosefreie Produkte ersetzt werden.

Die eiweißhaltige Belohnung

Hirse-Quarksoufflé – für 1,59 kg Gesamtmenge ca. 4 bis 6 Portionen

500 ml Milch
1 Vanilleschote
Salz
50 g Margarine
250 g Hirse
5 Eier
80 g Zucker
1 Orange
(unbehandelt, Schale)
70 g Puderzucker
250 g Magerquark
50 g Maisstärke

Für die Aprikosen:
250 g Aprikosen
(frisch oder getrocknet)
40 g Honig
40 ml Aprikosenlikör
2 Nelken
2 – 3 Pimentkörner

Zum Garnieren:
Minze (frisch)
Puderzucker

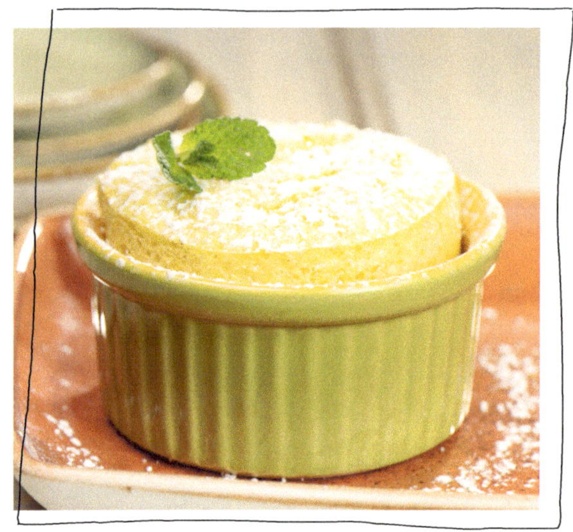

Die Aprikosen in Spalten schneiden, mit dem Honig, Gewürzen und Aprikosenlikör vermengen und einige Zeit ziehen lassen. Pimentkörner und Nelken wieder entfernen.
In der Zwischenzeit die Milch mit der halbierten Vanilleschote aufkochen, anschließend die Hirse zugeben und ca. 7 Min. köcheln. Danach mit geschlossenem Deckel noch ca. 15 Min. ziehen lassen. Im Anschluss kommen Salz, Zucker, Stärke, Orangenabrieb, Eigelb & Quark hinzu. Aus dem Eiweiß Eischnee schlagen, Vanilleschote aus dem Hirsebrei nehmen und den Eischnee unter die Hirse-Quark-Masse heben. Diese mit den Aprikosen in eine gefettete Auflaufform schichten und ca. 35 – 40 Min. bei 180 °C im Ofen backen.

Energie	Fett	Kohlenhydrate	Eiweiß	Ballaststoffe	Angaben
161 kcal	5,69 g	21,5 g	3,96 g	693 g	je 100 g

12,59 g Eiweiß p. Port. **2,2 g Ballaststoffe p. Port.**

Vegetarisch

Quark-Grieß-Auflauf mit Früchten – für 1,39 kg Gesamtmenge ca. 4 bis 6 Portionen

500 g Magerquark	75 g Zucker	15 g Zitronensaft	10 g Butter	3 Eier
25 g Vanillezucker	1 Prise Salz	500 g Apfel	50 g Hirsegrieß	10 g Backpulver

Die Äpfel schälen und den Kern herausnehmen, anschließend in dünne Scheiben schneiden und diese mit Zitronensaft kurz mischen. Eier trennen. Das Eiweiß mit dem Salz zu einem festen Eischnee schlagen, die Eigelbe mit dem Zucker und Vanillezucker schaumig rühren und mit dem Quark mischen. Hirsegrieß (alternativ Hirse im Mixer oder in der Getreidemühle zu feinem Grieß verarbeiten) mit Backpulver vermischen und unter die Quarkmasse rühren, Eischnee unterheben. Einen Teil der Apfelscheiben unter die Masse heben und den Eischnee unterziehen, die restlichen Apfelscheiben auf der Masse verteilen. Diesen Auflauf bei 160 °C ca. 40 Min. im Ofen backen.

Energie	Fett	Kohlenhydrate	Eiweiß	Ballaststoffe	Angaben
124 kcal	2,06 g	18,3 g	6,94 g	864 g	je 100 g

19,29 g Eiweiß p. Port. **2,4 g Ballaststoffe p. Port.** Vegetarisch

Quarkdessert mit Honig und Kirschgrütze – für 1,14 kg Gesamtmenge ca. 6 bis 8 Portionen

Zutaten für die Quarkcreme:	1 Pck. Vanillinzucker	200 ml Sahne
500 g Magerquark	80 g Honig	1 Pck. Sahnesteif
Zutaten für die Kirschgrütze:	1 Prise Zitronenabrieb	50 g Zucker
250 g Kirschen	1 Spritzer Zitrone	1 / 2 TL Stärke
25 ml Kirschsaft oder Wasser	Prise Zimt	

Quark mit Vanillezucker, Honig und die steif geschlagene Sahne miteinander verrühren. Kirschsaft mit Zucker, Zimt, Zitronenabrieb und Zitrone aufkochen, Speisestärke mit etwas Wasser anrühren und den Kirschsaft damit binden. Anschließend die Kirschen zufügen und ziehen lassen. Gekühlt oder lauwarm zum Quark servieren.

Energie	Fett	Kohlenhydrate	Eiweiß	Ballaststoffe	Angaben
183 kcal	10,6 g	15,8 g	5,52 g	427 g	je 100 g

8,99 g Eiweiß p. Port. **0,7 g Ballaststoffe p. Port.** Vegetarisch

Käsekuchen extra cremig – für ca. 16 Stücke

Zutaten Mürbeteig:

65 g Margarine 65 g Zucker 2 Eier 150 g Dinkelmehl 630 1 / 2 Päckchen Backpulver

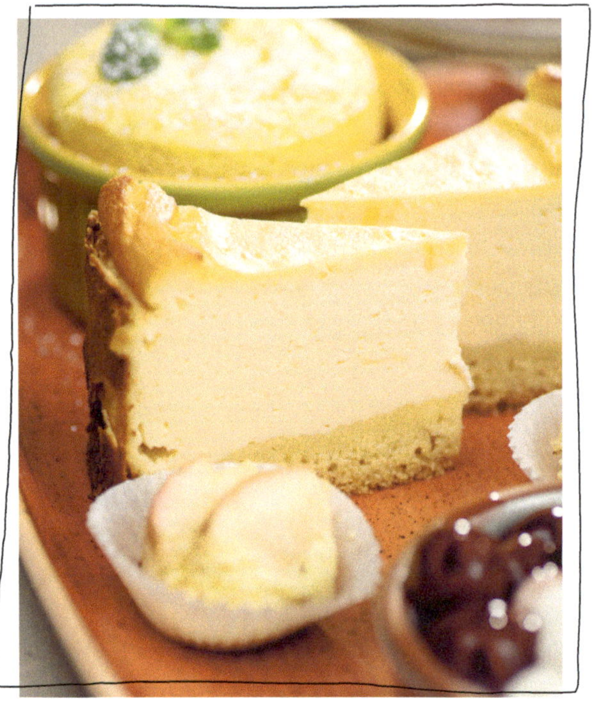

Margarine, Zucker und Eier verrühren. Mit dem Mehl und dem Backpulver verkneten. Den Teig anschließend in eine mit Backpapier ausgelegte Springform drücken. Nun den Backofen auf 200 °C vorheizen.

Zutaten Füllung:

3 Eier
200 g Zucker
1 Prise Salz
2 Päckchen Vanillepuddingpulver
600 ml Sahne
1 kg Magerquark
1 Zitrone (Bio)

Eier und Zucker mit der Prise Salz schaumig schlagen. Die Sahne kurz aufschlagen, sie soll aber noch flüssig sein. Vanillepuddingpulver und Magerquark zu der Eier-Zucker-Masse geben und unterrühren. Mit geriebener Zitronenschale und Saft verfeinern. Die Sahne ebenfalls unterrühren. Die Füllung auf den Teig gießen und anschließend bei 180 °C Umluft für etwa 1 Stunde backen. Wichtig: Während der Backzeit die Backofentür nicht öffnen, da der Kuchen ansonsten in sich zusammenfällt. Nach der Backzeit den Kuchen bei geöffneter Backofentür auskühlen lassen, da der Kuchen sonst Risse bekommt.
Ich empfehle, den Kuchen im Kühlschrank aufzubewahren und ungefähr eine Stunde vor dem Verzehr herauszunehmen.

Energie	Fett	Kohlenhydrate	Eiweiß	Ballaststoffe	Angaben
250 kcal	16,3 g	18,6 g	6,78 g	305 mg	je 100 g

9,49 g Eiweiß p. Port. **0,43 g Ballaststoffe p. Port.**

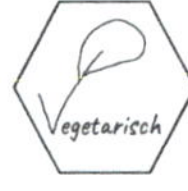

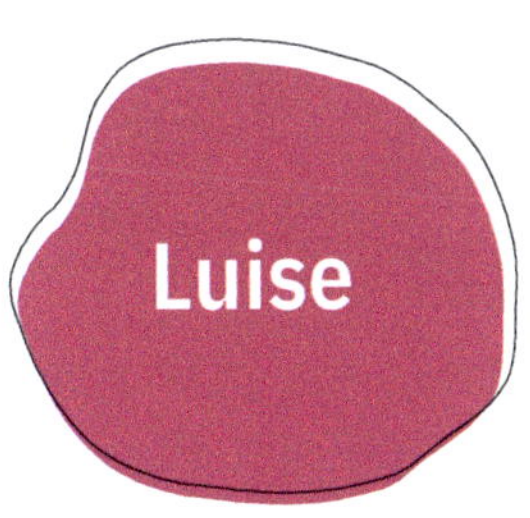

Luise

Im folgenden Kapitel stellen wir die Bewohnerin Luise vor. Anhand von Luises Beispiel möchten wir das theoretische Fachwissen anschaulicher und praxisbezogener darstellen.

Luise muss einkaufen. Sie ist unruhig, als sie ihre Jacke anzieht und die Einkaufstasche vom Haken der Garderobe nimmt. Sie läuft den Flur entlang, die Tasche baumelt leicht an ihrem Arm. Zu spät, denkt sie, als sie den gepflasterten Weg vor dem Haus erreicht hat. Sie darf den Bus heute nicht verpassen, sonst schafft sie ihre Erledigungen nicht. Die Kinder sind um eins zurück, und der Kuchen muss noch gebacken werden. Ihr Schritt wird schneller. Sie darf den Bus nicht verpassen. Heute gibt es viel zu tun. Als sie an der Haltestelle angekommen ist, nimmt sie auf der Holzbank Platz. Außer ihr ist niemand da. Ihre Füße erreichen kaum den Boden, die geblümte Stofftasche liegt auf ihrem Schoß, sie ist nervös. Jeden Augenblick müsste er um die Kurve kommen. Sie wartet und schaut sich um.

Sie wird ungeduldig. Sie wartet und ärgert sich.
Als sie eine junge Frau auf die Haltestelle zulaufen sieht, ist sie erleichtert. Sie hat ihn nicht verpasst. Sie ist zu früh. Von Weitem erkennt sie die blonde Frau, aber ihr Name fällt ihr nicht ein. Sie überlegt. Nichts. Sie weiß nicht einmal, woher sie sie kennt. „Luise komm mit rein", sagt die blonde Frau. „Es ist gleich 10 Uhr. Der Bus kommt heute nicht."
Luise versteht nicht. Sie kann jetzt nicht. Sie muss dringend einkaufen.
Als die Frau ihr anbietet, im Haus gemeinsam zu backen, überlegt sie einen Moment. Backen wollte sie doch sowieso. Als Luise den Wohnbereich mit der blonden Frau betritt und die Vorbereitungen für den Kuchen sieht, wird sie ruhiger. Luise zieht ihre Jacke aus und hängt die Tasche an den Stuhl. Sie beginnt mit der Arbeit, emsig wie immer, umgeben von Freundinnen und Freunden aus der Hausgemeinschaft. Als der Kuchen im Ofen ist und es wunderbar duftet, ist von allen Seiten ein Wohlbefinden zu spüren.
Sie sprechen über alte Zeiten, darüber, dass Luise in ihrem Leben schon immer viele Menschen umsorgt hat. Sie hatte neben ihrem Mann und den Kindern, täglich auch die fünf Mitarbeiter der Klempnerei ihres Mannes am Mittagstisch. Jeden Tag wurde gekocht, gebacken und erfolgreich zwischen Familie und Beruf balanciert, aber Luise muss schon wieder weiter.
Sie macht sich auf den Weg. Zuerst schaut sie in ihrem Zimmer nach dem Rechten, danach der Gang in die Wohnküche. Luise hat heute nun mal viel zu tun.

Steckbrief Luise

Alter:	80 Jahre
Familienstand:	Verwitwet
Angehörige:	Tochter (Marion), Sohn (Rudi), Schwestern bereits verstorben
Gesetzlicher Betreuer:	Sohn
Gesundheitsdaten:	Diabetikerin
Größe:	162 cm
Körpergewicht:	56,8 kg (vor Gewichtsabnahme)
Besondere Pflegesituation:	Demenzielle Erkrankung, Diabetes mellitus Typ II (orales Antidiabetikum), Hinlauftendenz
Gewohnheiten:	Mittagsschlaf
Vorlieben:	Kuchen, süße Aufläufe wie Kabinettpudding, Pfannkuchen, aber auch Dessert und kleine Süßigkeiten. Sie kocht und backt sehr gern.
Freizeit:	Sie liebt es, zu tanzen und zu turnen, Gartenarbeit
Kleidung:	Trägt gerne Hosen
Abneigungen:	Scharfes Essen, Fisch und Brokkoli

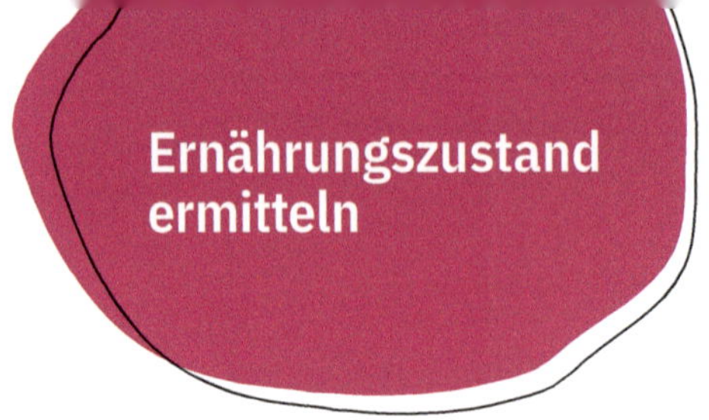

Ernährungszustand ermitteln

In den letzten Kapiteln haben Sie die Veränderungen im Körper und den damit verbundenen Einfluss auf die Ernährung, sowie die bedarfsgerechte Ernährung nach den Maßstäben der DGE kennengelernt. Zusätzlich zur Lebenssituation ist immer auch der Ernährungszustand des/der Betroffenen zu berücksichtigen, denn eine übergewichtige Person hat natürlich einen ganz anderen Energiebedarf als jemand, der an Untergewicht leidet. Um die Ernährung einer zu pflegenden Person bewerten zu können, muss daher immer der Ernährungszustand ermittelt werden. Was alles dazu gehört und welche Voraussetzungen von wem geschaffen werden müssen, erfahren Sie im folgenden Abschnitt, der sich an der ersten Ebene des Expertenstandards orientiert.
Um besser überprüfen zu können, ob eine Einrichtung in der Lage ist, den Expertenstandard wie gefordert umzusetzen, haben wir die wichtigsten Themen hier als Checkliste formuliert.

Die Einrichtung

- [ ] Fachwissen der Mitarbeiter*innen fördern.
- [ ] Berufsgruppenübergreifendes Arbeiten ermöglichen und fördern.
- [ ] Aufgabenverständnis im Prozess erarbeiten.
- [ ] Bereitschaft der Einrichtung ist sichergestellt.
- [ ] Ernährungsfachkraft benennen.

Sie dürfen die Checkliste gerne selber mit einem Haken versehen, sofern die Punkte zutreffen.

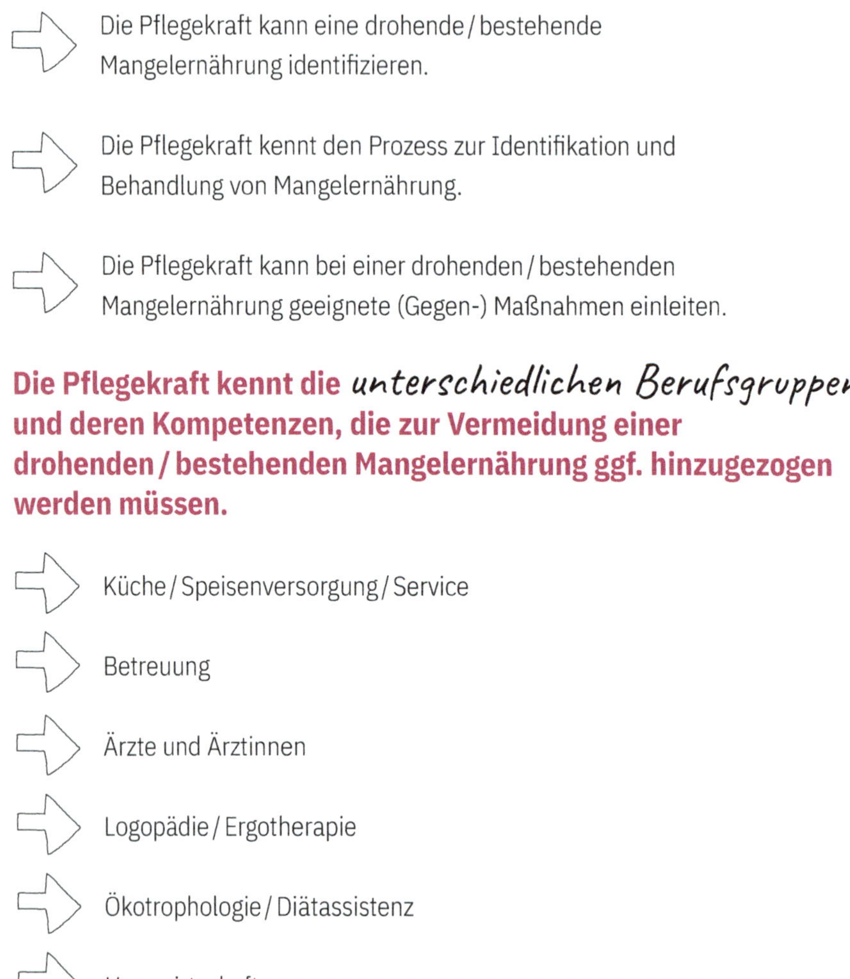

Das Fachwissen der Mitarbeiter*innen in der Pflege ist aktuell und entspricht dem Berufsstandard.

- Die Pflegekraft kann eine drohende / bestehende Mangelernährung identifizieren.
- Die Pflegekraft kennt den Prozess zur Identifikation und Behandlung von Mangelernährung.
- Die Pflegekraft kann bei einer drohenden / bestehenden Mangelernährung geeignete (Gegen-) Maßnahmen einleiten.

Die Pflegekraft kennt die unterschiedlichen Berufsgruppen und deren Kompetenzen, die zur Vermeidung einer drohenden / bestehenden Mangelernährung ggf. hinzugezogen werden müssen.

- Küche / Speisenversorgung / Service
- Betreuung
- Ärzte und Ärztinnen
- Logopädie / Ergotherapie
- Ökotrophologie / Diätassistenz
- Hauswirtschaft

Die Mitarbeiter*innen haben ein gutes Verständnis für die Zuordnung der Aufgaben zu den am *Prozess* beteiligten Berufsgruppen.

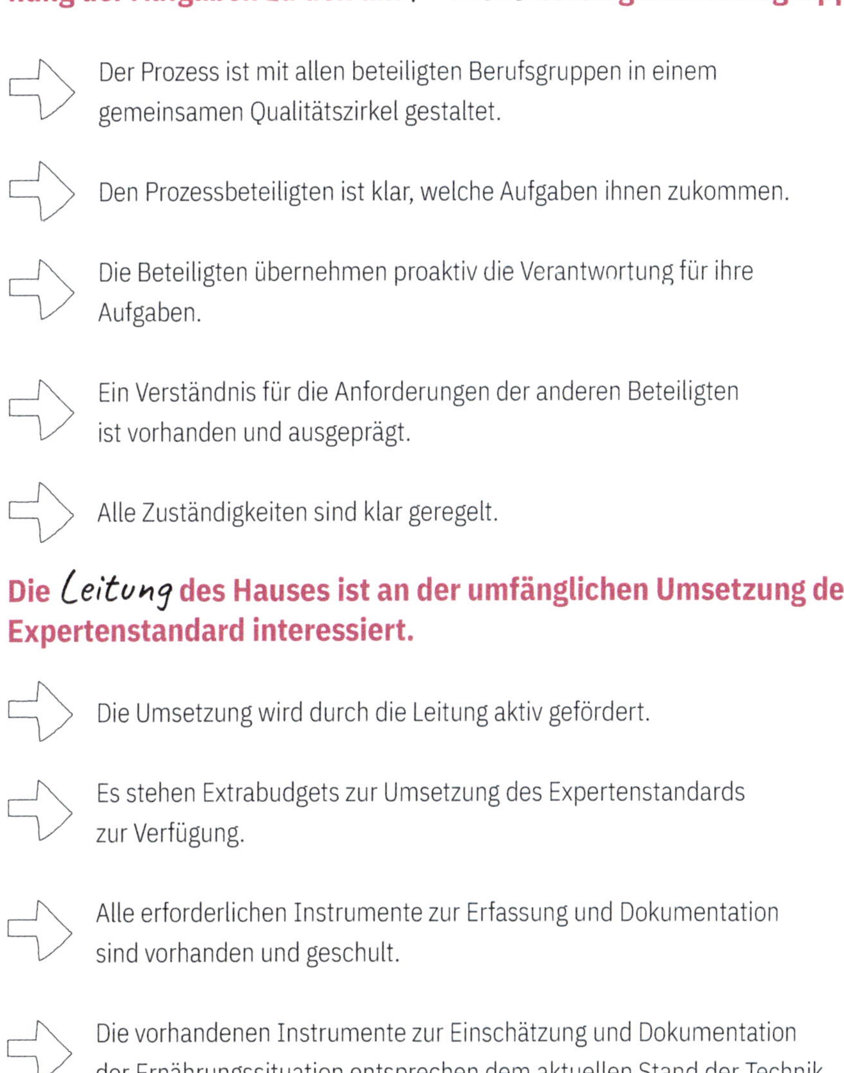

- Der Prozess ist mit allen beteiligten Berufsgruppen in einem gemeinsamen Qualitätszirkel gestaltet.
- Den Prozessbeteiligten ist klar, welche Aufgaben ihnen zukommen.
- Die Beteiligten übernehmen proaktiv die Verantwortung für ihre Aufgaben.
- Ein Verständnis für die Anforderungen der anderen Beteiligten ist vorhanden und ausgeprägt.
- Alle Zuständigkeiten sind klar geregelt.

Die *Leitung* des Hauses ist an der umfänglichen Umsetzung des Expertenstandard interessiert.

- Die Umsetzung wird durch die Leitung aktiv gefördert.
- Es stehen Extrabudgets zur Umsetzung des Expertenstandards zur Verfügung.
- Alle erforderlichen Instrumente zur Erfassung und Dokumentation sind vorhanden und geschult.
- Die vorhandenen Instrumente zur Einschätzung und Dokumentation der Ernährungssituation entsprechen dem aktuellen Stand der Technik.

Mindestens ein*e Mitarbeiter*in ist konkret als *Ernährungsfachkraft* benannt.

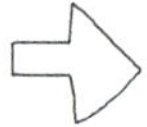

Bei der benannten Person handelt es sich um eine ausgebildete Ernährungsfachkraft.

Die benannte Person verfügt über spezielle Kenntnisse zur umfänglichen Versorgung pflegebedürftiger Senior*innen.

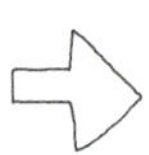

Der benannten Person steht ausreichend Zeit zur Verfügung, um allen Anforderungen in angemessener Weise entsprechen zu können

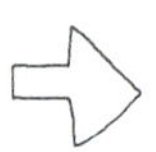

Den anderen Mitarbeiter*innen der Einrichtung steht genügend Zeit zur Verfügung, um mit der Ernährungsfachkraft im erforderlichen Umfang zusammen arbeiten zu können.

*„Für unsere Mitarbeiter*innen ist es von Vorteil, eine professionelle Ernährungsfachkraft im Hintergrund zu haben. Viele unserer Pflegekräfte fühlen sich wohler und sind deutlich sicherer im Umgang mit Ernährungsumstellungen bei ihren Bewohnern, weil sie jemanden haben, auf dessen fachliche Expertise sie sich verlassen können. Zusätzlich können sie ihre persönlichen Fragen stellen und profitieren im Beruf, wie auch im Privaten von unserer Oecotrophologin. Und das Thema der Gesundheitsförderung am Arbeitsplatz wird so auch unterstützt, was uns als Arbeitgeber natürlich sehr erfreut."*
Sven & Manuel Jösting, www.riepenblick.de

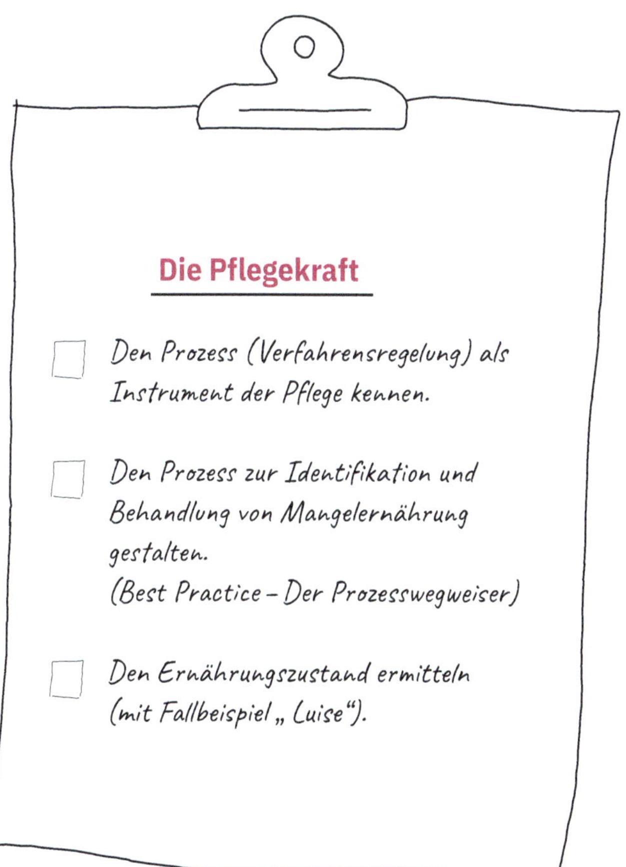

Die Pflegekraft

- [ ] Den Prozess (Verfahrensregelung) als Instrument der Pflege kennen.
- [ ] Den Prozess zur Identifikation und Behandlung von Mangelernährung gestalten. (Best Practice – Der Prozesswegweiser)
- [ ] Den Ernährungszustand ermitteln (mit Fallbeispiel „Luise").

Sie dürfen die Checkliste gerne selbst mit einem Haken versehen, sofern die Punkte zutreffen.

Prozess: das Instrument der Pflege

Abgestimmte Prozesse sind das A&O einer guten Pflege und können als notwendige Grundlage der Pflege betrachtet werden. Sie garantieren den sicheren Ablauf einer umfänglichen und individuellen Versorgung im Alltag, ganz besonders in herausfordernden Situationen. Dabei kann und soll sich jede Einrichtung ihre ganz individuelle Arbeitsweise erhalten und die zu definierenden Prozesse entsprechend modulieren. Um zu einem guten Prozess zu gelangen, der von allen angenommen und gelebt wird, ist es vorteilhaft, wenn die Prozesse von allen beteiligten Berufsgruppen gemeinsam gestaltet und erarbeitet werden. Das erhöht die Akzeptanz der Mitarbeiter*innen für die Prozesse selbst.

Um zu einem guten Prozess zu gelangen, der von allen angenommen und gelebt wird, ist es vorteilhaft, wenn die Prozesse von allen beteiligten Berufsgruppen gemeinsam gestaltet und erarbeitet werden. Das erhöht die Akzeptanz der Mitarbeiter*innen für die Prozesse.

Aber was ist ein guter Prozess und wie kann er aussehen? Damit ein Prozess gerne gelebt wird, sollte er trotz der Berücksichtigung aller zu beschreibenden Schritte nicht zu einem Textmonster verkommen, das am Ende von niemandem mehr betrachtet wird. Hier bietet sich eine moderne Darstellung als Flussdiagram an. Quasi ein Wegweiser durch die einzelnen Schritte des zu beschreibenden Prozesses. Ein Prozesswegweiser ist dabei nichts anderes, als eine Landkarte, die beschreibt, auf welches Ereignis welche Handlung folgt. Was also zu tun ist beim Eintreffen bestimmter Situationen oder Zustände. Auf ein Ereignis folgt eine Reaktion, aus einer Reaktion erwächst ein Ergebnis und dieses Ergebnis löst entweder die nächste Reaktion aus oder ist die Lösung und das Ende des Prozesses. Eine detaillierte Beschreibung der Aufgaben findet an anderer Stelle statt oder muss nicht erhoben werden, sofern es sich um übliche Standards handelt.

Der Prozesswegweiser

Als Gerüst zeigen wir auf der gegenüberliegenden Seite einen typischen Ablauf einer notwendigen Einschätzung des Ernährungszustandes eines beliebigen Bewohners/einer beliebigen Bewohnerin. Auf dieser Basis lässt sich schnell ein, auf die hausinternen Abläufe abgestimmter, Prozesswegweiser erstellen.

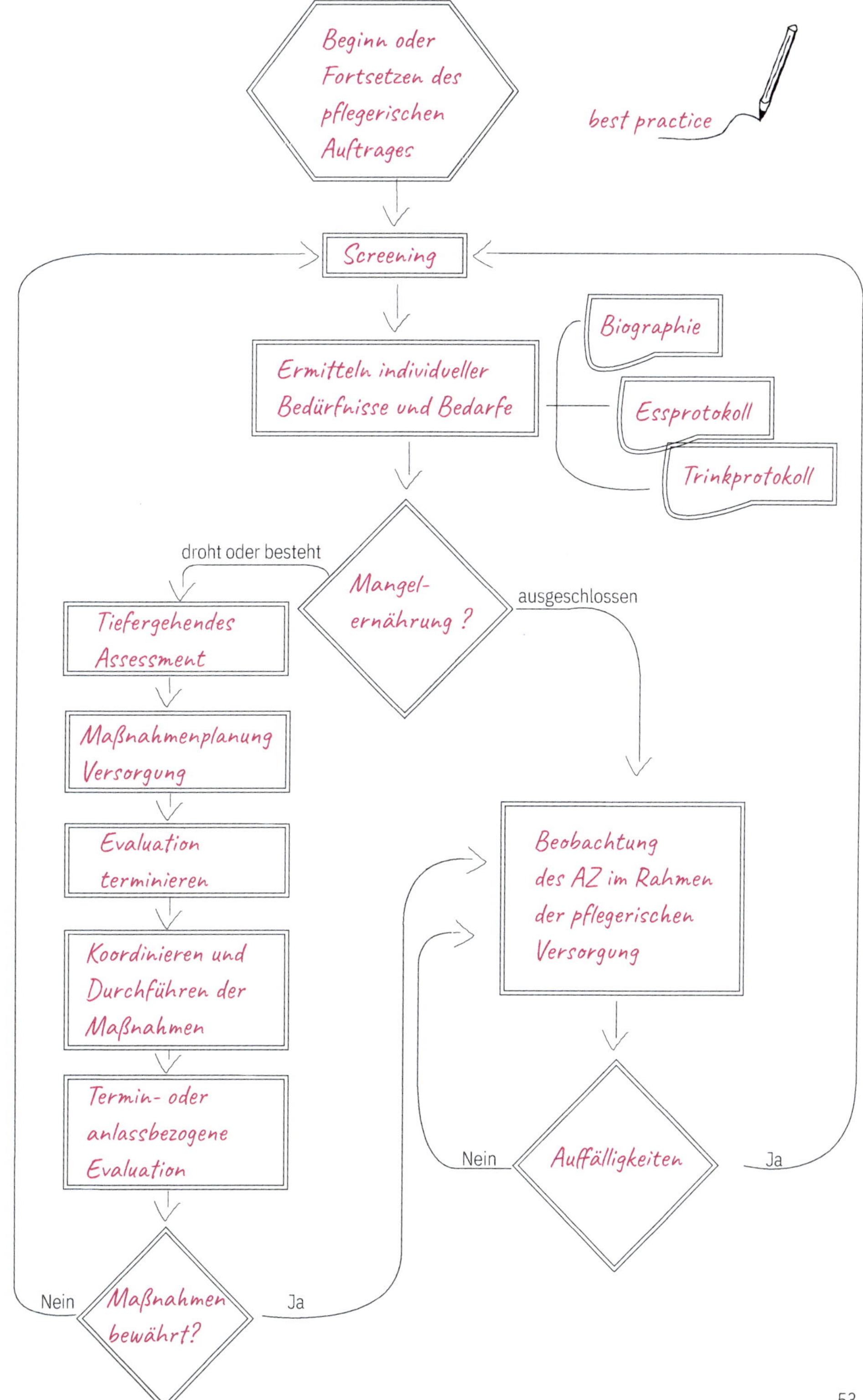

Beginn oder Fortsetzen des pflegerischen Auftrages
best practice
Screening
Ermitteln individueller Bedürfnisse und Bedarfe
Biographie
Essprotokoll
Trinkprotokoll
droht oder besteht
Mangel-ernährung ?
ausgeschlossen
Tiefergehendes Assessment
Maßnahmenplanung Versorgung
Evaluation terminieren
Koordinieren und Durchführen der Maßnahmen
Termin- oder anlassbezogene Evaluation
Nein
Maßnahmen bewährt?
Ja
Beobachtung des AZ im Rahmen der pflegerischen Versorgung
Nein
Auffälligkeiten
Ja

Den Ernährungszustand ermitteln – Fallbeispiel Luise

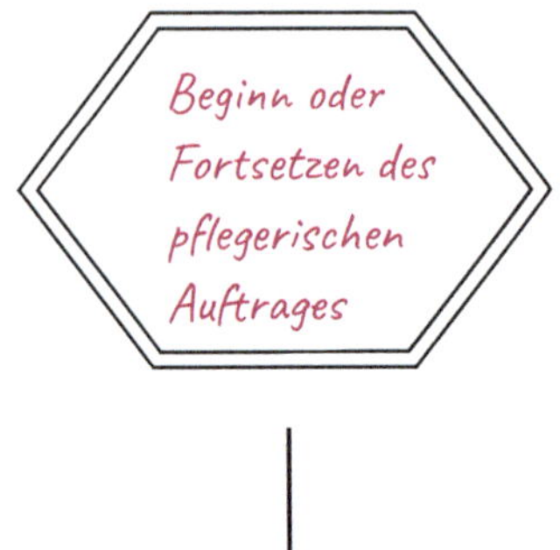

Zu Beginn des Pflegeauftrages wird der Ist-Zustand aufgenommen. Genauso natürlich auch bei jeder Veränderung des Allgemeinzustandes oder der Lebensumstände, z.B. bei der Rückkehr von einem Krankenhaus- oder Reha-Aufenthalt.

Luises Bezugspflegekraft hat Veränderungen an ihrem Allgemeinzustand festgestellt. So ist beim regelmäßigen Wiegen aufgefallen, dass sie im Vergleich zum Vormonat 2,8 kg Körpergewicht verloren hat. Da es sich dabei um mehr als 5 % ungewollten Gewichtsverlusts handelt, wurde bei ihr ein Screening angesetzt. So wird geprüft, ob ein vertieftes Assessment durchgeführt werden muss und ggf. weitere Maßnahmen notwendig sind.

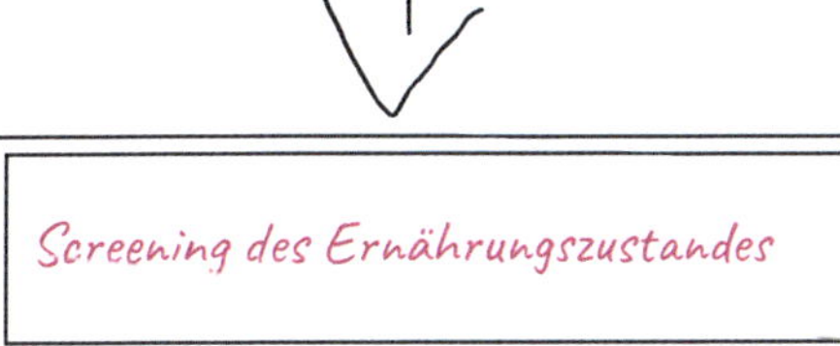

Das eigentliche Screening ist das schnelle Erfassen des Zustandes eines Bewohners anhand vorgegebener Kriterien. Hierbei bietet es sich an, professionelle Screening-Unterlagen als Leitfaden zur Durchführung zu verwenden. Das im Expertenstandard Ernährung genannte **PEMU**-Assessment, bietet mit den ersten Erkenntnissen zum Bewohner sofort eine Hilfestellung für den weiteren Ablauf. Hierbei handelt es sich um ein zweistufiges Verfahren zur „**P**flegerischen **E**rfassung von **M**angelernährung und deren **U**rsachen". Gibt es noch kein etabliertes Hilfsmittel in der Einrichtung, ist es sicher eine gute Wahl, aber jedes andere Instrument mit vergleichbarem Umfang ist ebenso hilfreich.

Bedürfnisse Luise

Aktivitäten:
Bewegungsdrang, Mittagsschlaf, Kochen und Backen

Freizeit:
Tanzen, Turnen und Gartenarbeit

Vorlieben:
Kuchen, süße Aufläufe wie Kabinettpudding, Pfannkuchen, Desserts und kleine Süßigkeiten

Abneigungen:
scharfes Essen, Fisch und Brokkoli

Esskuktur:
Essen in Gesellschaft

Zum besseren Verständnis, finden Sie hier den von uns benannten **PEMU**-Bogen des DNQP: www.dnqp.de

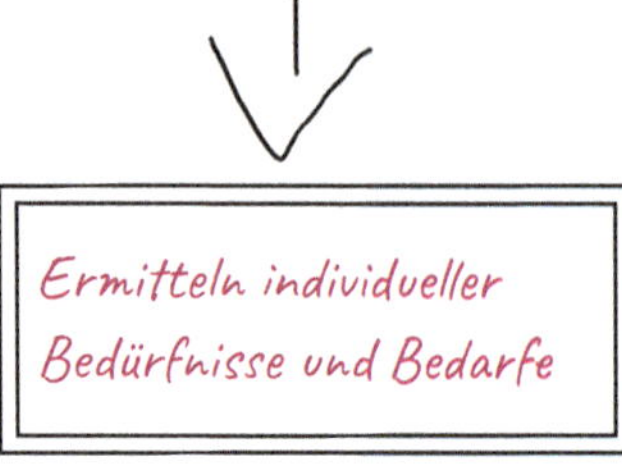

Um die vorliegende Ernährungssituation einer Bewohnerin vollständig zu erfassen, müssen Bedürfnisse und Bedarfe wiederkehrend ermittelt werden. Dabei ist es wichtig, diese beiden Begriffe gut und sicher unterscheiden zu können.

Bei den Bedürfnissen handelt es sich um die Vorlieben eines Menschen. Es sind seine Wünsche, die aus den unterschiedlichsten ehemals gelebten Gewohnheiten entstehen. Kulturelle, religiöse oder auch ethnisch bedingte Lebensweisen, deren Berücksichtigung das Wohlbefinden und damit die erfahrene Lebensqualität positiv beeinflussen.

Woran machen sich dann die Bedarfe erkennbar und welcher Wert beschreibt ihre Ausprägung? Hier begegnet uns immer wieder der Body-Mass-Index (BMI), dem unterstellt wird, dass er Auskunft über den Versorgungsstatus eines Menschen gibt. Er allein ist aber keinesfalls aussagekräftig genug, um zu entscheiden, ob eine Mangelernährung vorliegt oder nicht. So kann ein BMI biografisch begründet niedrig oder hoch sein. Ein hoher BMI ist kein Garant für einen guten Ernährungszustand, geschweige denn eine Garantie, dass keine Mangelversorgung vorliegt. Der BMI selbst gibt lediglich einen Hinweis auf die energetische Versorgung. Hier ist eine kompetente und individuelle Betrachtung wie z.B. durch eine gut geführte Biografie entscheidend. Abgesehen von sehr extremen Werten, gibt doch eher die Veränderung des BMI Auskunft über den Zustand, als der absolute Wert. Um diesen zu ermitteln, werden die aktuelle Größe und das aktuelle Gewicht eines Bewohners benötigt. Aus diesen beiden Werten, kann der BMI dann errechnet werden.

BMI berechnen:

$$\frac{\text{Gewicht in kg}}{\text{Körpergröße in m} \times \text{Körpergröße in m}}$$

Beispielrechnung Luise

Um die Berechnung einmal zu verdeutlichen, führen wir sie mit den aktuellen Daten unserer Bewohnerin Luise durch.

$$BMI = \frac{54}{1{,}62 \times 1{,}62} = 20{,}57$$

Mit 20,57 hat Luise einen normalen und gesund erscheinenden BMI. Allerdings wissen wir, dass sie unter Gewichtsverlust leidet, also müssen wir erkennen, dass ihr Zustand derzeit noch unkritisch erscheint, die sich entwickelnde Tendenz allerdings auf eine energetische Unterversorgung und damit eine drohende Mangelernährung hindeutet.

Wird der BMI regelmäßig berechnet, kann eine eventuelle Veränderung der Lebenssituation der Bewohnerin gut beobachtet werden. Verändert sich der BMI, hat sich der Gesamtenergiebedarf der Bewohnerin verändert. Der Gesamtenergiebedarf ist einer der wichtigsten Bedarfe. Für eine vollwertige Ernährung, ist es daher unumgänglich diesen Energiebedarf zu kennen und die Versorgung darauf einzustellen. Zur Ermittlung benötigen wir zunächst den

Bedarf

Beschreibt die Menge der Energie und Nährstoffe, die täglich notwendig sind, um optimale Körperfunktionen zu gewährleisten, ernährungsbedingte Gesundheitsstörungen zu vermeiden und Körperreserven zu schaffen und zu erhalten.

individuellen Grundumsatz, um später durch die Anpassung über den Aktivitätsgrad auf den Gesamtenergiebedarf schließen zu können.

In der Praxis zeigt sich, dass der individuelle Grundumsatz auf ganz unterschiedliche Weise errechnet werden kann. Dazu sind bereits verschiedene Formeln entwickelt worden, die u. a. die sich verändernden Lebensumstände des Alters berücksichtigen. Es fließen in die Berechnung das Geschlecht, die Körpergröße, das Alter und das Gewicht ein. So wird berücksichtigt, dass sich der Grundumsatz bei Senioren mit zunehmendem Alter signifikant verringert. Ihnen allen gemein ist dabei eine eher aufwändige Berechnung, sodass es sich anbietet, die in den gängigen Dokumentationssoftwares implementierten Module zu nutzen.

Steht der Einrichtung kein Programm für eine solche Berechnung zur Verfügung, gibt es noch andere Möglichkeiten, wie z.B. ein von der Deutschen Gesellschaft für Ernährung (DGE) empfohlener durchschnittlicher Grundumsatz. Diesen gibt die DGE für Senioren ab 65 Jahren mit 1410 kcal für Männer und 1170 kcal für Frauen an.

Zur abschließenden Berechnung des individuellen Gesamtenergiebedarfes eines Bewohners, wird nun der Grundumsatz mit dem Aktivitätsgrad, dem sogenannten „Physical Activity Level" PAL-Wert, multipliziert.

Gesamtenergiebedarf=
Grundumsatz x PAL-Wert

Der PAL-Wert ist ein bedeutender Faktor für die Einschätzung der Ernährungssituation. Ihm zugrunde liegt die richtige Einordnung des Aktivitätsgrades des Bewohners, der über eine Tabelle in den entsprechenden PAL-Wert übersetzt wird. Der PAL-Wert gibt damit das individuelle Aktivitätsmuster des Menschen an. In welche Stufe der jeweilige Bewohner einzuordnen ist, gehört zu den Kompetenzen einer Pflegefachkraft, die aufgrund ihrer Nähe zum Bewohner einen Überblick über dessen Allgemeinzustand und Bewegungsprofil hat.

PAL-Werte

Stufe	Beschreibung	PAL-Wert
1	Immobil (bettlägerig oder viel Hilfe beim Transfer)	1,2
2	Mobil	1,4–1,5
3	Immobil, ist dement und hat starke Unruhe	1,7
4	Mobil, ist dement mit starker Unruhe	1,8–1,9
5	Immobil und hat ausgeprägte Wunde oder konsumierende Erkrankung	2,0
6	Mobil und hat ausgeprägte Wunde oder konsumierende Erkrankung	2,4

Medifox GmbH, www.medifox.de/software-stationaere-pflege/

Setzen wir einmal beispielhaft das vereinfachte Ermittlungsverfahren für Luise an.
Als Orientierung gibt die Deutsche Gesellschaft für Ernährung (DGE) für Frauen ab 65 Jahren einen durchschnittlichen Grundumsatz von 1170 kcal an. Multiplizieren wir diesen mit dem Aktivitätslevel (PAL-Wert) – für Luise wird aufgrund ihres Bewegungsdrangs und den dokumentierten Beobachtungen der Bezugspflege zu ihrem Bewegungsverhalten ein PAL-Wert von 1,8 angenommen – so erhalten wir einen Gesamtenergiebedarf von 2106 kcal.

Gesamtenergiebedarf Luise =

1170 x 1,8=2106 kcal

Bei diesem Wert handelt es sich um die Kalorienmenge, die notwendig ist, um das Körpergewicht zu halten. Für eine Veränderung des Körpergewichtes ist eine entsprechende Anpassung des Energieangebotes durch eine Ernährungsfachkraft notwendig.

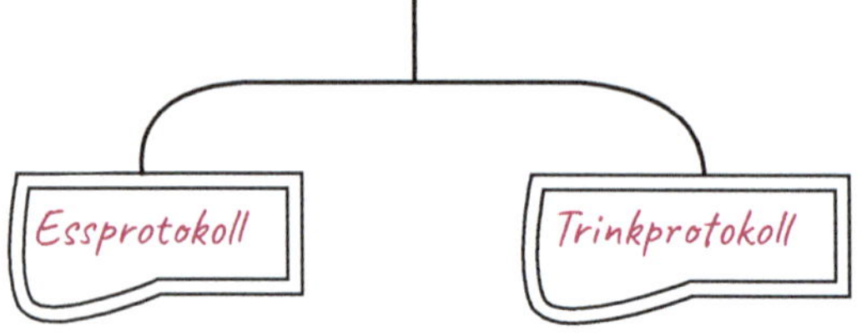

Diese Protokolle sind kurzzeitige, ca. 7 Tage andauernde Dokumentationen der Ess- und Trinkgewohnheiten des Bewohners und lassen auf dessen Versorgungsgrad schließen. Die zuvor ermittelten individuellen Bedarfe spielen dabei eine wichtige Rolle, da das gleiche Essverhalten für den einen Menschen eine ausreichende Versorgung sein kann und für einen anderen evtl. eine Unterversorgung darstellt.

Um verlässlich auf das Essverhalten schließen zu können, sind Ess- und Trinkprotolle ein wichtiger Bestandteil und die Grundlage zur Überprüfung der individuellen Verpflegungsbilanz. Die Pflegekraft verfügt zwar über das Wissen zum aktuellen Status des Bewohners, aber nur mit diesen Protokollen ist eine vollständige Informationsweitergabe oder eine spätere Überprüfung möglich. Nur so sind die anderen am Prozess beteiligten Berufsgruppen in der Lage, auf einer validen Basis über geeignete Ernährungstherapien zu entscheiden. Und auch bei der Schichtübergabe sind diese Protokolle sinnvoll, denn in der Übergabe bleibt nicht immer genügend Zeit, alle Details durchzusprechen. Einige zu kurz gekommene Informationstransfers können durch einen Blick ins Protokoll nachgeholt werden.

Gut geführt werden, neben der Verzehrmenge, auch Gewohnheiten und Muster erkennbar und manchmal offenbaren sich ungeahnte Zusammenhänge zwischen Nahrung und Beschwerden. Diese Erkenntnisse sind wichtige Hinweise für die spätere Beurteilung der vorliegenden Situation.

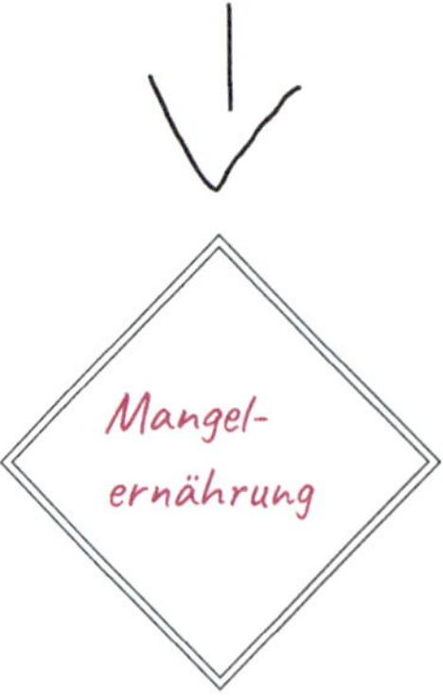

Durchlaufen wir einmal den Prozess exemplarisch für Luise, stellen wir im Screening fest, dass Luise im vergangenen Monat, ungewollt ca. 2,8 kg Körpergewicht verloren hat.

Da es sich dabei um eine Gewichtsveränderung von >5 % handelt, besteht gemäß PEMU die Möglichkeit einer Mangelernährung.

Risiken für eine Mangelernährung

Anzeichen von Nahrungs- und Flüssigkeitsmangel (äußerer Eindruck)

Auffällig geringe Ess- und Trinkmengen (anhand von Protokollen)

Erhöhter Energie-, Nährstoff-, und Flüssigkeitsbedarf (z.B. Hyperaktivität)

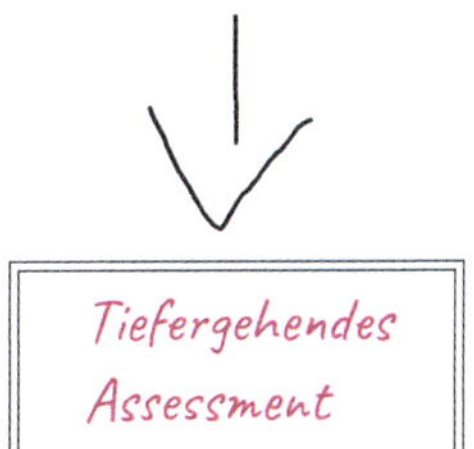

Um zu ergründen, wie dem erkannten Risiko zu begegnen ist und ob evtl. schon eine Mangelsituation vorliegt, muss eine Einschätzung im Rahmen einer Fallbesprechung erfolgen. Wird hierbei ein geeignetes Verfahren (vergleichbar PEMU) angewendet und vollständig durchlaufen, werden systematisch alle Gründe für eine Mangelversorgung berücksichtigt und die Bewertung des Bewohners ist vollständig. Am Ende erhält die Bezugspflegekraft durch diese Risikoerfassung die Wissensgrundlage für eine professionelle Fallbesprechung.

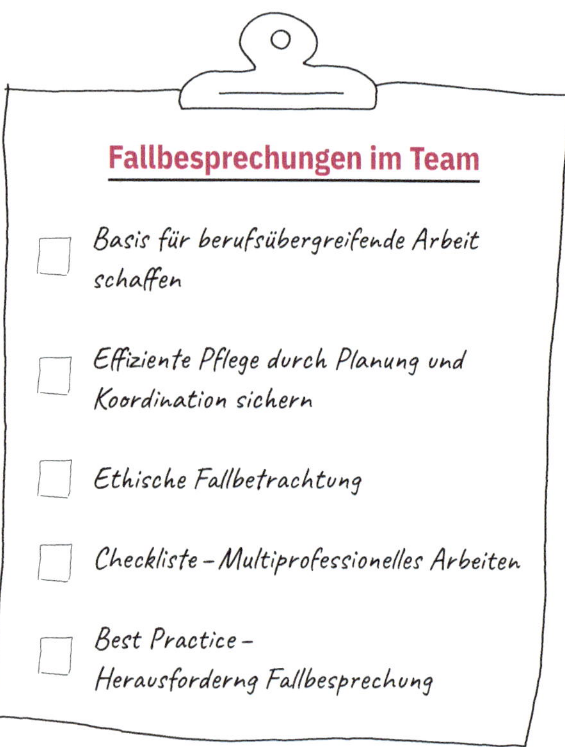

Sie dürfen die Checkliste gerne selbst mit einem Haken versehen, sofern die Punkte zutreffen.

Die Basis für berufsübergreifende Arbeit

Die zweite Ebene des Expertenstandards arbeitet zwingend mit den Ergebnissen der ersten und erfordert deren konsequente Umsetzung, was sich im weiteren Verlauf von Ebene zu Ebene fortsetzt. Sie merken also, dass eine teilweise Umsetzung nicht möglich ist und keinesfalls zu einer Versorgung im Sinn der Formulierung des Expertenstandards führen wird. Mit der Ebene 2 des Expertenstandards geht es nun hauptsächlich um die Planung und Koordination der berufsübergreifenden, multiprofessionellen Maßnahmen. Den Anfang macht die organisatorische Grundlage. Die Aufgabe der Einrichtung ist es nun, alle notwendigen Mittel zur Verfügung zu stellen, damit die verantwortliche Person ihre Arbeit wie erforderlich erbringen kann. Dazu gehören neben einer multiprofessionellen Verfahrensregelung auch die Zeit und die Kompetenz, die in der Verfahrensregelung beschriebenen Maßnahmen umzusetzen und einfordern zu dürfen. Es ist also wichtig, dass nicht nur den Mitarbeiter*innen selbst klar ist, welche Aufgabe und Verantwortung sie haben, sondern sie sichtbar für alle, die entsprechend notwendige Befugnis durch die Leitung erhalten und so berufsübergreifend verantwortlich arbeiten können.

Effiziente Pflege durch Planung und Koordination

Sind die organisatorischen Voraussetzungen geschaffen, ist es an der Pflegefachkraft, für eine exzellente Versorgung der Bewohner zu sorgen. Hierbei liegt die Betonung deutlich auf „dafür zu sorgen", was bedeutet, dass sie sich in keinem Fall alleine um die Versorgung der Bewohner zu kümmern hat. Denn das würde die Möglichkeiten jedes Mitarbeiters weit übersteigen. Vielmehr ist es die Aufgabe der Pflegefachkraft, für jeden Einzelfall die individuell notwendigen Kompetenzen durch Einbeziehen weiterer Berufsgruppen zu organisieren.

Leider zeigt der Pflegealltag, dass die Arbeit der Pflegefachkräfte i.d.R. mit Stress einhergeht. Selten ist genügend Zeit, Abstimmungen sind zu kurz und zu vollgepackt und einen weiteren Termin zu organisieren erscheint schier unmöglich. Der erste Ausweg aus der Zwangslage ist für viele dabei, alles alleine umzusetzen und auf die wertvollen Sichtweisen, Kompetenzen und Erfahrungen der Kolleg*innen zu verzichten.

Nun ist zwar alles erledigt – eine Dokumentation erstellt und eventuell die ein oder andere Maßnahme anberaumt – aber es ist fraglich, ob sich ohne eine gute Fallbesprechung und damit die Sichtweisen und Kompetenzen weiterer Berufsgruppen, die Ergebnisse auch in der notwendigen Qualität einstellen werden. Das Ergebnis einer Maßnahme ist umso effektiver, je kompetenter sie geplant wurde, also je mehr Kompetenzen an der Planung beteiligt waren.

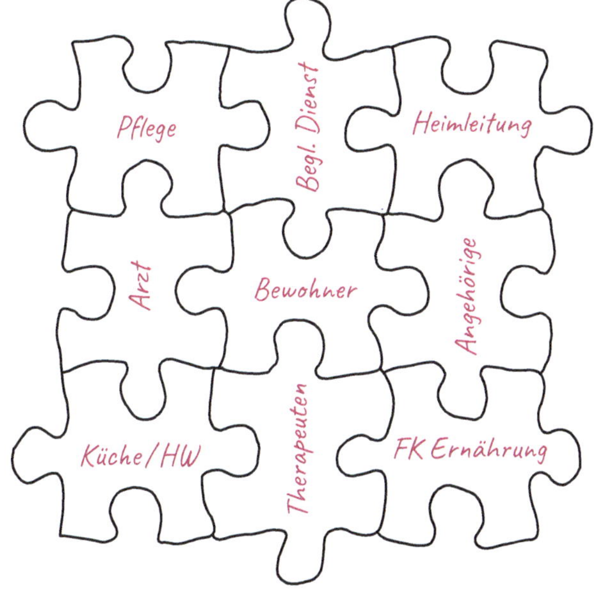

Die dafür investierte Zeit wird durch eine verbesserte Effizienz zurückgewonnen. Umso zielgerichteter Maßnahmen eingesetzt werden, desto schneller stellt sich ein Erfolg ein. Auch der zusätzlich zu betreibende Aufwand ist dann weniger umfangreich in der Umsetzung. Gut organisiert bekommt die Pflegefachkraft wieder mehr Zeit für die sozialen Aspekte einer guten Pflege, was die Beziehung zum Bewohner weiter verbessern wird. Eine verbesserte Beziehung führt wiederum dazu, mehr an Informationen zu erhalten, die wichtig für eine gute und umfängliche Pflege sind.

Warum ist ausgerechnet die Pflegefachkraft für die Koordination verantwortlich? Was macht die Pflegefachkraft so einzigartig und verleiht ihr die Kompetenz Maßnahmen zu initiieren, Unterstützung anzufordern und Fallbesprechungen anzuberaumen? Es ist die Nähe zum Bewohner, die die Pflegekraft so einzigartig macht, die ihr Möglichkeiten bietet, die andere nie erhalten werden und sie zum Pflegeprofi für ihren Bewohner werden lässt.

Diese ganz besondere Beziehung zum Bewohner hat aber auch Herausforderungen und bedarf einer besonderen Disziplin in der Wahrnehmung der persönlichen Situation und Befähigung. Dabei spielt die Reflexion des eigenen Wissens und Handelns eine wichtige Rolle. So muss die Pflegefachkraft zum Wohle des Bewohners, ihre Fähigkeiten kennen, ihre Grenzen akzeptieren und die Weitsicht besitzen, Unterstützung zum richtigen Zeitpunkt hinzuziehen und diesen nicht zu verpassen.

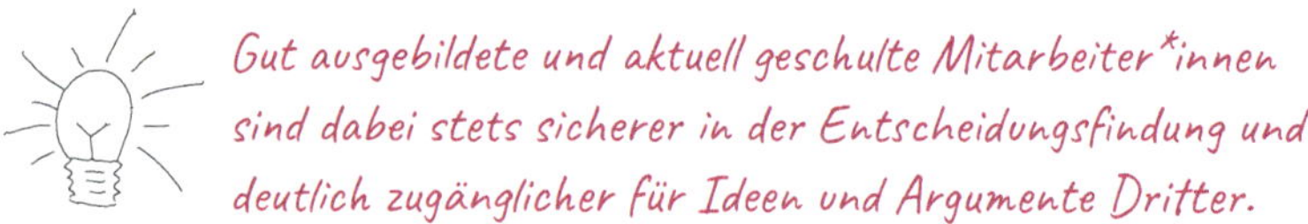

Ethische Fallbetrachtung

Bei allen sich aus einer guten Pflege ergebenden Möglichkeiten in der Versorgung darf nicht vergessen werden, dass der Wunsch und Wille der Bewohnerin die Richtschnur allen Handelns sein muss. Ist die Bewohnerin ansprechbar und bei Sinnen, wie es so schön heißt, ist das im Alltag gut umsetzbar. Aber auch in besonderen Situationen, wie einer schweren Erkrankung, Demenz oder in einer Palliativ-Phase, muss der Wunsch der Bewohnerin Berücksichtigung finden. Hier belohnt nun wieder der gute Kontakt zur Bewohnerin und Angehörigen. Kennt die Pflegefachkraft die Wünsche und Vorlieben der zu Pflegenden, können sie auch berücksichtigt werden und fließen in deren tägliche Versorgung ein. Aber auch wenn nicht eindeutig klar ist, wie in einer schwierigen Lage weiter zu verfahren ist, gibt es geeignete Mittel, um zumindest den vermeintlichen

Wunsch des Bewohners zu respektieren.

Spätestens wenn sich die ersten Anzeichen einstellen, koordiniert die Pflegefachkraft präventiv eine ethische Fallbesprechung. Dies geschieht auf Basis ihrer pflegefachlichen Einschätzung und berücksichtigt die individuellen Anforderungen des Bewohners. Notwendigerweise muss sie dabei sicher im Umgang mit Vorsorgevollmachten und Patientenverfügungen sein und die entsprechenden Rechtsgrundlagen kennen. Sie muss wissen, wann welche Berufsgruppen oder Berater, wie z. B. ein Arzt, Ethikexperte oder eine Palliative Care-Kraft, hinzugezogen werden müssen und welche Angebote zum erleichterten Umgang zur Verfügung stehen. Der Expertenstandard geht noch darüber hinaus und formuliert Anforderungen, wie die Kenntnis von Angeboten Dritter, wie z.B. Entscheidungshilfen der AOK (Allgemeine Ortskrankenkasse) oder Ähnliches. Es wird also deutlich, dass auch hier entsprechende Aus- und Weiterbildungen hilfreich eingesetzt werden sollten. Gerade in der Endphase einer Pflegesituation können sich die Anforderungen an den pflegerischen Umgang mit dem Bewohner drastisch ändern. So rückt das Ziel, ein Höchstmaß an Wohlbefinden zu sichern, immer weiter in den Vordergrund und neben der Schmerztherapie gewinnen psychologische, spirituelle und soziale Aspekte an Bedeutung. Auch ändert sich die Sicherung der oralen Ernährung und die Versorgung verschiebt sich vom Bedarf hin zu einer bedürfnisorientierteren Versorgung und dient eher dem subjektiven Wohlbefinden des Bewohners. Alle Angebote zur vollwertigen Ernährung bleiben weiterhin bestehen, sodass es dem Bewohner obliegt inwieweit er bereit ist, Nahrung und Flüssigkeit aufzunehmen. Sofern es einer Erleichterung dient, werden diese Angebote natürlich in einer an die Situation angepassten Form angeboten. Hierfür gibt es inzwischen die verschiedensten Möglichkeiten einer individuell angepassten Kost. Von einer ganz normalen Versorgung – Essen als Freude – bis hin zu pflegeunterstützenden Angeboten sind der Küche dabei keine Grenzen gesetzt. So können heutzutage, losgelöst von jeder oralen Versorgung, Geschmackserinnerungen mittels moderner Schäume aspirationsfrei angeboten werden.

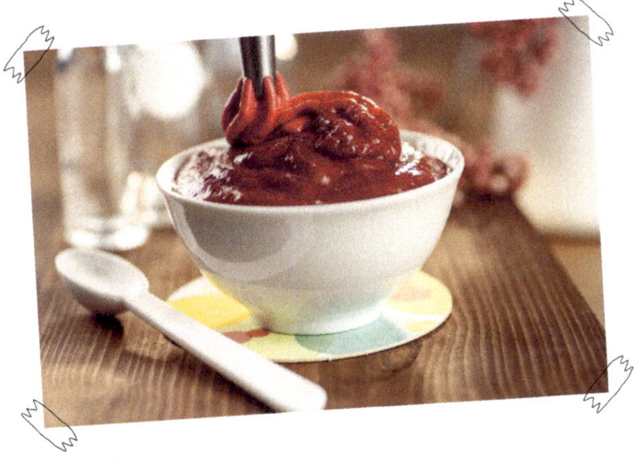

Wichtig ist hier, dass ein Abweichen von der normalen Versorgung in der Dokumentation festgehalten wird. So können später auch Außenstehenden die Hintergründe für eine scheinbar unzureichende Versorgung darlegt werden.

*In der letzten Lebensphase sollte das subjektive Wohlbefinden des*der Betroffenen im Zentrum aller Entscheidungen stehen. Meist sind Hunger & Durst reduziert und der*die Betroffene stellt das Essen irgendwann ein, um zu sterben. Dieses freiwillige Einstellen der Nahrungsaufnahme gehört zum natürlichen Sterbeprozess und kann Ausdruck der Selbstbestimmtheit und Würde des*der Betroffenen sein. In dieser Phase sollten sich Eingriffe seitens der Ernährung an den Bedürfnissen orientieren und keinesfalls den Sterbeprozess verlängern.*

Checkliste multiprofessionelles Arbeiten

Um zu prüfen, ob Mitarbeiter*innen ein gutes Bewusstsein für die eigenen Grenzen in Bezug auf eine bedarfs- und bedürfnisgerechte Ernährung haben und die ethischen und moralischen Grenzen des Bewohners kennen, bietet die folgende Checkliste einige Anhaltspunkte zum Abgleich.

Sie dürfen die Checkliste gerne selbst mit einem Haken versehen, sofern die Punkte zutreffen.

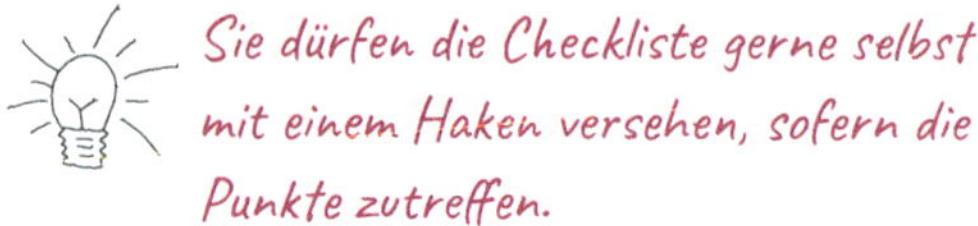

Der Pflegefachkraft ist bewusst, dass Sie aufgrund ihrer Nähe zum Bewohner, die zentrale Anlaufstelle für alle den Bewohner betreffenden Aktionen ist.

- [ ] Sie verfügt über besondere Informationen über den*die Bewohner*in.

- [ ] Sie nutzt diese Informationen, um einen positiven Einfluss auf die Ernährungssituation auszuüben.

- [ ] Sie stellt sicher, dass die am Prozess beteiligten Berufsgruppen über die für sie notwendigen Informationen verfügen.

Die Pflegefachkraft kennt die Ursachen und Folgen einer Mangelernährung.

- [ ] Sie kennt die Gründe, die zu einer zu geringen Nahrungs- und Flüssigkeitsaufnahme führen.

- [ ] Sie kennt die Zusammensetzung der verschiedenen, unterstützenden Nahrungsangebote.

- [ ] Sie spricht für die weitere Maßnahmenplanung die entsprechend notwendigen Berufsgruppen an und bindet diese ein.

- [ ] Sie leitet notwendige Maßnahmen stets rechtzeitig ein.

Die Pflegefachkraft kennt die Rahmenbedingung einer ethischen Fallbesprechung.

- [ ] Sie kennt die einzubeziehenden Berufsgruppen.

- [ ] Sie steht in gutem Kontakt zu den Angehörigen.

- [ ] Sie bindet bei Bedarf Palliative Care-Kräfte ein.

Fallbesprechung in einem multiprofessionellen Team

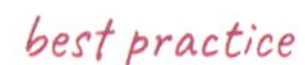

Keine Angst vor herausfordernden Situationen. Oft sind es die großen Herausforderungen, die zu den besten Ergebnissen führen, wenn man sich ihnen stellt.

Macht die Fachkraft das auf eine professionelle Art, sind die Erfolge oft garantiert und am Ende staunen alle Beteiligten über das Ergebnis. Dabei darf nicht vergessen werden, dass es zwar oft den Anschein hat, als sei die Pflege allein für die Bewohner*innen und deren Wohlergehen verantwortlich, ist sie aber nicht, jedenfalls nicht alleine.

Öffnen sich alle Beteiligten der Idee einer berufsgruppenübergreifenden Zusammenarbeit und schaffen ein von allen akzeptiertes und strukturiertes Vorgehen, werden wie beim Hürdenlauf Hindernisse überwunden in vollem Tempo und auf kürzestem Weg.

Mit einem Handlungsleitfaden, wie es eine gut verfasste Verfahrensanweisung ist, kann sich jeder Mitarbeiter schnell und sicher orientieren, weiß wo er sich in der Umsetzung befindet und was die nächsten Schritte sind. Kein Rätselraten was schon gemacht wurde, wer zuständig ist und ob das Geleistete genügt. Stattdessen überwacht ein ganzes Team von Pflegeprofis, jeder mit seiner ganz speziellen Sichtweise, die Maßnahmen, schätzt ab, ob die Ziele weiterhin erreichbar sind oder ob Maßnahmen angepasst oder abgebrochen werden sollten. Und natürlich gehört auch die betriebliche Übung dazu. Wo Fallbesprechungen noch ungewohnt sind oder nur im kleinen Kreis durchgeführt werden, dort wird die erste interdisziplinäre Abstimmung sicher turbulent. Umso öfter multiprofessionelle Zusammenarbeit geschieht, desto besser vorbereitet werden am Ende alle in die Fallbesprechungen gehen.

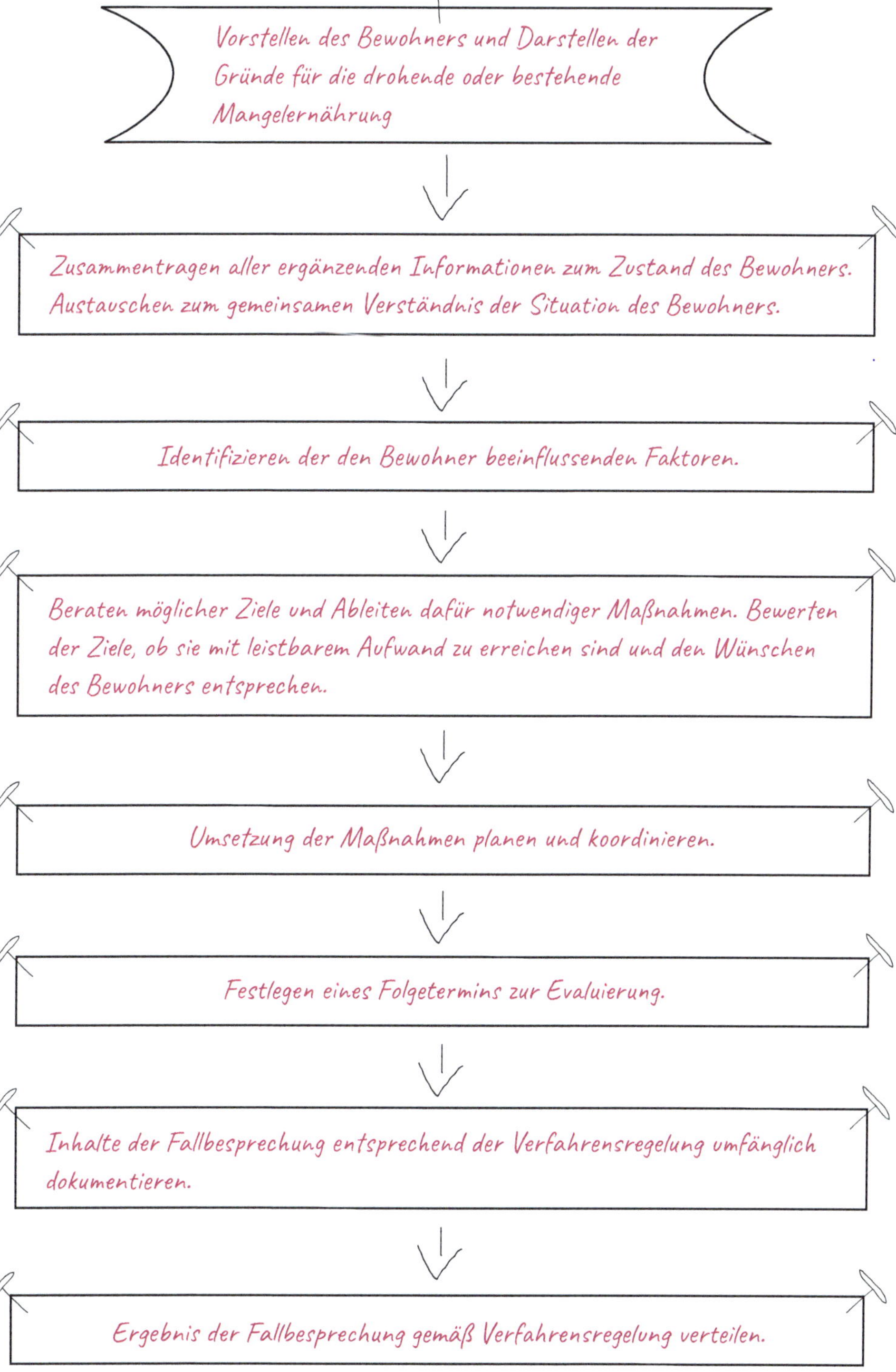
Vorstellen des Bewohners und Darstellen der Gründe für die drohende oder bestehende Mangelernährung
Zusammentragen aller ergänzenden Informationen zum Zustand des Bewohners. Austauschen zum gemeinsamen Verständnis der Situation des Bewohners.
Identifizieren der den Bewohner beeinflussenden Faktoren.
Beraten möglicher Ziele und Ableiten dafür notwendiger Maßnahmen. Bewerten der Ziele, ob sie mit leistbarem Aufwand zu erreichen sind und den Wünschen des Bewohners entsprechen.
Umsetzung der Maßnahmen planen und koordinieren.
Festlegen eines Folgetermins zur Evaluierung.
Inhalte der Fallbesprechung entsprechend der Verfahrensregelung umfänglich dokumentieren.
Ergebnis der Fallbesprechung gemäß Verfahrensregelung verteilen.

Basiswissen
– Demenz
– Diabetes mellitus
– Medikamente

Bevor wir die Fallbesprechung für Luise durchspielen, möchten wir etwas näher auf das Basiswissen rund um die Erkrankung unserer Luise eingehen.

Demenz

Die Krankheit Demenz umfasst verschiedene Krankheitsbilder des Gehirns und einen Abbau von Nervenzellen. Die unterschiedlichen Formen von Demenz können sich in Störungen des Gedächtnisses, der Gefühle, des Verhaltens und der Bewegung äußern. So sind die Ausprägung und das Krankheitsbild bei jeder*m Demenzkranken unterschiedlich. Im Laufe der Zeit gehen die geistigen und körperlichen Fähigkeiten verloren, die auch für das Essen wichtig sind.

Bereich	Veränderung	Praxistipp
Wahr-nehmung	Wahrnehmung der Umgebung anders, als sie in Wirklichkeit ist. Gedanklich in jüngeren Lebensjahren, müssen daher für sie wichtige Dinge erledigen (z.B. die Familie versorgen) & haben keine Zeit zum Essen. Erkennen Speisen nicht mehr, stufen sie bspw. als giftig ein & lehnen sie ab.	Die Essbiografie berücksichtigen: Speisen, Getränke & Gewohnheiten (z.B. Tischsitten / Rituale) können Erinnerungen wecken und positive oder negative Gefühle auslösen. Um zum Essen & Trinken zu motivieren, Speisen finden, die gerne gegessen werden & positive Gefühle hervorrufen.

Bereich	Veränderung	Praxistipp
Gedächtnis	Vergessen zu essen Wissen nicht, ob und wann gegessen wurde.	Immer wieder Speisen anbieten, den Betroffenen in die Speisenproduktion mit einbeziehen und die Speisen zu Zeremonien machen.
Verhalten	Angemessenes Tischverhalten geht verloren. Ängste, bspw. vor Vergiftungen durch Pflegepersonal, führen zu Wahnvorstellungen & Nahrungsverweigerung.	Eine*n Verbündete*n, eine vertraute Person finden. Diese sollten gemeinsam mit der*dem Betroffenen essen.
Hunger und Sättigung	Ständiges Hunger- oder Sättigungsgefühl möglich.	Sättigung: hochkalorische Getränke (Shakes, Smoothie, energieangereicherte Getränke, Trinknahrung) und energiereiche Zwischenmahlzeiten. Hunger: Lebensmittel mit geringer Energiedichte, wenig Kalorien anbieten (z.B. Gemüsesticks als Zwischenmahlzeit).
Geschmack	Ablehnung saurer Speisen, häufig Vorliebe für Süßes.	Süße Speisen anbieten & pikante Speisen süßer gestalten.

Bereich	Veränderung	Praxistipp
Schlucken	Im Krankheitsverlauf können Schluckstörungen auftreten.	Anpassung der Konsistenz von Speisen & Getränken nach Absprache mit Logopäd*innen.
Unruhe und Bewegung	Erhöhter Bewegungsdrang & innere Unruhe führen zu erhöhtem Energiebedarf (z.B. 3000 – 4000 kcal statt üblichen 2000 kcal).	Eat while walking, wodurch der*die Betroffene das Essen unterwegs zu sich nehmen kann, ohne unruhig am Tisch sitzen zu müssen.
Alltags-fähigkeiten	Umgang mit Besteck ist nicht mehr möglich.	Fingerfood anbieten, das selbstständig mit den Fingern zum Mund geführt werden kann. Lebensmittel & Speisen mit kräftigen Farben sind leichter zu erkennen. Speisen, Geschirr & Essplatz sollten sich farblich voneinander abgrenzen.

*Praxistipp: Es ist hilfreich, wenn auch die betreuende Person einen eingedeckten Platz am Tisch hat und eine Mahlzeit gemeinsam mit dem*der Bewohner*in einnimmt. So bekommt der*die Betroffene nicht das Gefühl, er*sie müsse noch warten, weil noch nicht alle angefangen haben. Ebenfalls erweckt es nicht den Eindruck, als seien alle schon fertig mit dem Essen. Dann hören Betroffene meist auch auf zu essen, obwohl sie noch Appetit haben.*

Eat while walking

Diese Kostform soll an Demenz erkrankten Menschen mit einem starken Bewegungsdrang helfen, sich auf ihrem immer wiederkehrenden Weg, der sogenannten Dementenschleife, ausreichend zu ernähren. So haben sie ohne Stress die Möglichkeit, sich etwas Gutes für den Gaumen zu tun. Für Eat while walking werden den Betroffenen einzelne Speisen der Mahlzeit (z.B. zum Frühstück ein Brot oder ein Stück Obst) für „unterwegs" mitgegeben. Es können auch feste Stationen auf der Dementenschleife eingerichtet werden, an denen es ein Angebot mit Fingerfood gibt. Dort können sich die Betroffenen dann auf ihrem Weg bedienen. Die Speisen und Getränke sollten hochkalorisch gestaltet sein, um den Kalorienverbrauch, der durch die Bewegung entsteht, auszugleichen. Wichtig ist zusätzlich, dass die Stationen regelmäßig aufgefüllt und sauber gehalten werden, sodass die Station dem Hygienekonzept entspricht.

Fingerfood

Was passiert, wenn der*die Heimbewohner*in das Besteck aus physischen oder motorischen Gründen nicht mehr greifen und halten kann? Oder wenn er*sie vergessen hat, wie Messer und Gabel gehalten werden? Leider wird dann dem*der Pflegebedürftigen eher das Essen gereicht, als dass die Nahrung so zubereitet wird, dass sie von Hand gegessen werden kann – sogenanntes Fingerfood.

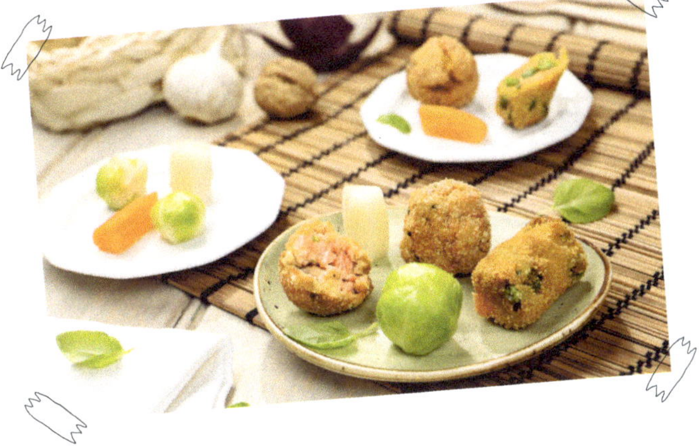

Das funktioniert jedoch nur, wenn das Essen portionsweise angeboten wird, damit der*die Betroffene es leicht mit den Fingern aufnehmen und in den Mund führen kann. Hilfreich ist eine gewürfelte, von Hand gut greifbare Form. Zur Herstellung von Fingerfoodwürfeln eignen sich z.B. auch Geliermittel und Silikonformen. Die einzelnen Bissen sollten nicht nass, feucht oder krümelig sein. Mit Hilfe von Fingerfood, kann die Selbständigkeit des*der Bewohner*Berwohnerin weitestgehend erhalten bleiben.

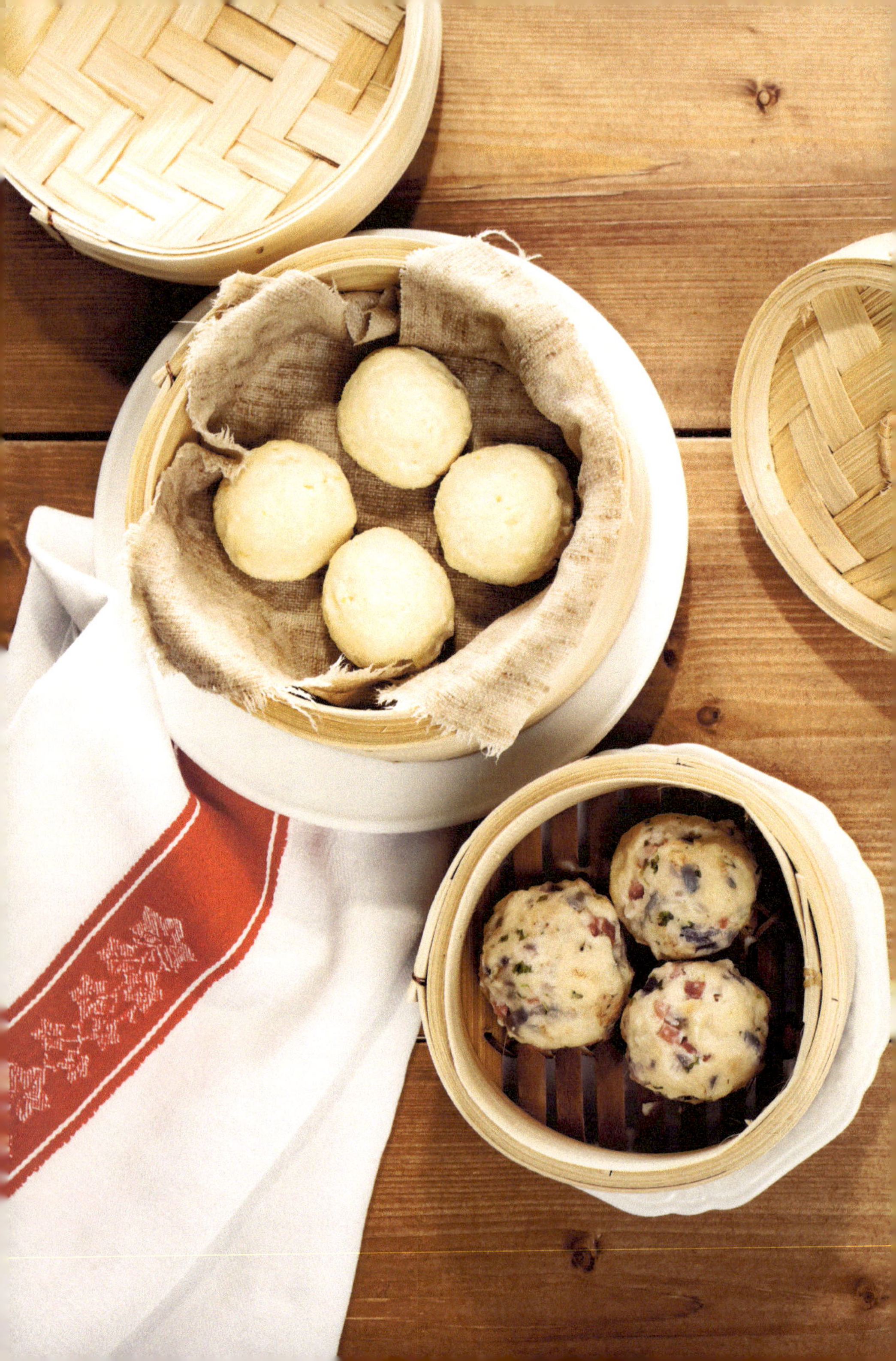

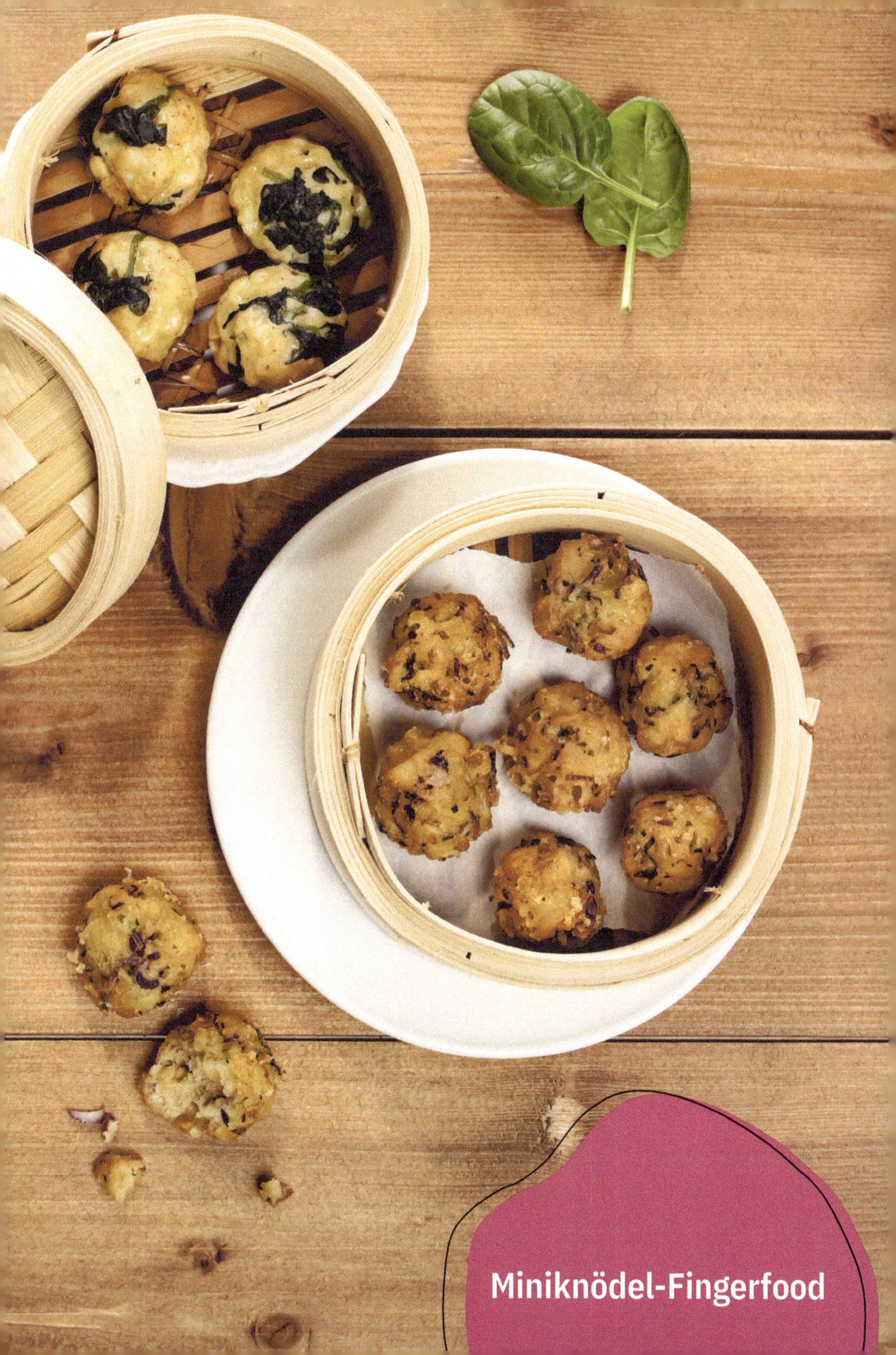

Miniknödel-Fingerfood

Bauernknödel mit Spinat und Käse – für 1,63 kg Gesamtmenge ca. 4 bis 6 Portionen

Für die Knödel:

400 g Bauernbrot und Brötchen vom Vortag
200 ml Milch
1 Zwiebel
30 g Butter
200 g frischer Spinat
(ersatzweise 220 g tiefgekühlter Spinat)
etwas Salz und Pfeffer
etwas geriebene Muskatnuss
3 Eier
100 g grob geriebener, kräftiger Bergkäse

Für die Sauce:

1 Zwiebel
15 g Olivenöl
400 g Tomaten gewürfelt (Konserve)
5 g Balsamicoessig
5 g Zucker
60 g Pinienkern
etwas Salz und Pfeffer

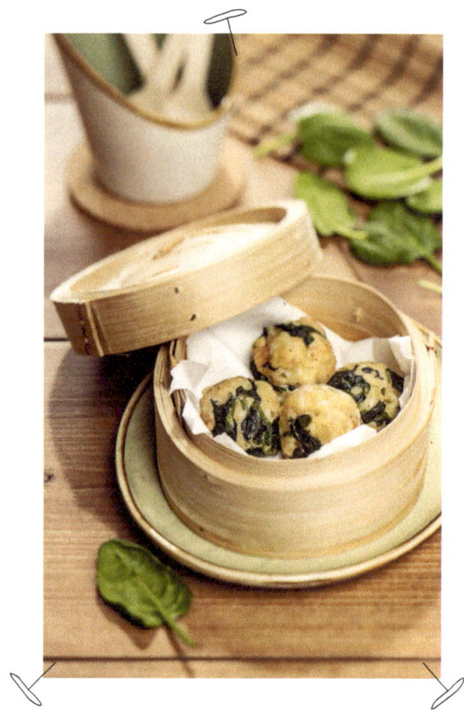

Brot würfeln und zusammen mit der heißen Milch ziehen lassen. Zwiebel schälen, in feine Würfel schneiden, diese in etwas Butter glasig dünsten und zu den Brotwürfeln geben. Den Tiefkühlspinat aufgetaut, mit den restlichen Zutaten zur Brotmischung geben, alles gut vermengen und in kleine häppchengroße Portionen teilen. Diese zu Knödel formen, anschließend in Salzwasser ca. 10 – 15 Min. leicht köcheln lassen. Für die Soße Zwiebel schälen, fein würfeln und in Öl dünsten. Tomaten zur Zwiebel geben, aufkochen, mit Salz, Pfeffer, Essig und Zucker abschmecken. Pinienkerne in einer Pfanne ohne Fett rösten. Knödel aus dem Wasser nehmen, mit Soße und Pinienkernen servieren. Evtl. mit Basilikum garnieren.

Energie	Fett	Kohlenhydrate	Eiweiß	Ballaststoffe	Angaben
157 kcal	6,63 g	15,8 g	7,4 g	1,63 g	je 100 g

24,12 g Eiweiß p. Port. 5,31 g Ballaststoffe p. Port.

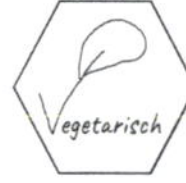

Quarkknödel Dessert – für 467 g Gesamtmenge ca. 4 bis 6 Portionen

250 g Magerquark (20 %)
1 Ei
30 g Butter (weich, in Stücke)
70 g Hartweizengrieß
Prise Salz, für das Wasser
55 g Semmelbrösel & Semmelbrösel zum Panieren

Alle Zutaten bis auf die Semmelbrösel miteinander vermengen, kleine Portionshäppchen zu Knödeln formen und anschließend in leicht gesalzenem Wasser garziehen lassen, bis sie oben schwimmen.

Energie	Fett	Kohlenhydrate	Eiweiß	Ballaststoffe	Angaben
218 kcal	9,64 g	20,7 g	11 g	1,69 g	je 100 g

10,27 g Eiweiß p. Port. **1,58 g Ballaststoffe p. Port.**

Vegetarisch

Tiroler Knödel – für 835 g Gesamtmenge ca. 4 bis 6 Portionen

20 g Butter
2 Eier
40 g Mehl
250 ml Milch
20 g Petersilie fein gehackt
Prise Salz
100 g Tiroler Speck (geräuchert)
250 g Semmelwürfel
1 Zwiebel

Die Zwiebel schälen, fein würfeln und in etwas Butter glasig dünsten. Speck zufügen und mit den restlichen Zutaten vermengen. Kleine häppchengroße Knödel formen und in Salzwasser ca. 10 Min. köcheln lassen. Die Knödel anschließend als Fingerfood oder in Brühe anrichten.

Energie	Fett	Kohlenhydrate	Eiweiß	Ballaststoffe	Angaben
181 kcal	5,95 g	22 g	8,97 g	1,41 g	je 100 g

14,99 g Eiweiß p. Port. **2,35 g Ballaststoffe p. Port.**

Spaghetti Carbonara als Fingerfood – für 1,08 kg Gesamtmenge ca. 6 bis 8 Portionen

250 g Spaghetti
150 g Speck
2 Eier
100 ml Sahne
100 ml Milch
25 g Dinkelmehl 630
80 g Parmesan gerieben
Salz, Pfeffer, Muskat

Zum Panieren:
50 g Paniermehl
1 Ei
50 g Bratöl

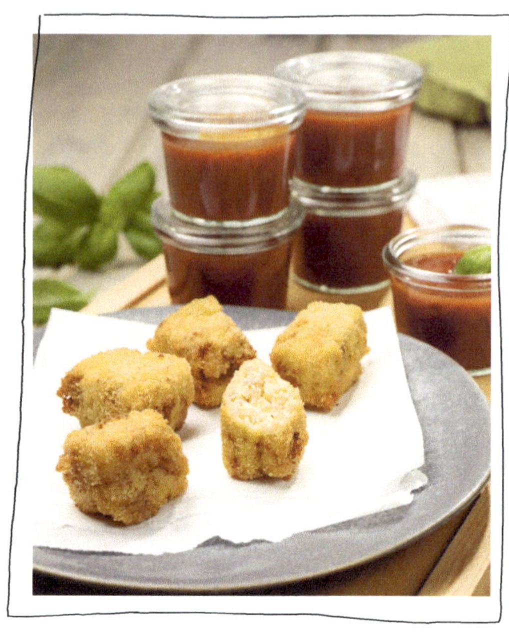

Spaghetti nach Packungsanweisung al dente garen. In der Zwischenzeit Speck in einer großen Pfanne braten, Sahne, Milch und Parmesan zugeben und aufkochen lassen. Mit Salz, Pfeffer und Muskat würzen. Mit dem mit etwas Wasser angerührten Dinkelmehl andicken. Zwei Eier verquirlen, in die noch sehr heiße Soße geben, glattrühren. Spaghetti hinzugeben und gut vermengen, ggf. nochmal abschmecken und die Masse in eine mit Klarsichtfolie ausgelegte Form geben. Die Größe so wählen, dass eine 1 cm dicke Schicht entsteht. Wenn diese ausgekühlt ist, wird sie in 1 cm große Würfel geschnitten, paniert und gebraten. Dazu verquirlen Sie das dritte Ei und panieren mit dem Paniermehl.

Energie	Fett	Kohlenhydrate	Eiweiß	Ballaststoffe	Angaben
161 kcal	10,1 g	8,7 g	8,69 g	0,55 g	je 100 g

13,41 g Eiweiß p. Port. **0,85 g Ballaststoffe p. Port.**

Diabetes mellitus

Diabetes mellitus ist eine Stoffwechselstörung, deren Hauptmerkmal die chronische Überzuckerung mit erhöhtem Blutzuckerspiegel ist. Daher wird sie auch „Zuckerkrankheit" genannt. Das Hormon Insulin spielt bei der Entwicklung eines Diabetes eine entscheidende Rolle. Insulin wird in der Bauchspeicheldrüse gebildet und ist für den Transport von Zucker aus dem Blut in die Zellen verantwortlich.

Bei einem Diabetes mellitus Typ I zerstören Antikörper die Zellen der Bauchspeicheldrüse, die das Insulin bilden. Diabetes Typ I Patient*innen müssen daher ihr Leben lang Insulin spritzen, um einen normalen Blutzuckerspiegel zu erreichen. Bei der Insulinbehandlung ist eine Abstimmung zwischen der aufgenommenen Kohlenhydratmenge und der Insulindosierung erforderlich. Betroffene sollten daher ausführlich geschult werden.

Bei einem Diabetes Typ II wirkt das Hormon Insulin nicht mehr richtig und der Zucker kann nicht vom Blut in die Zellen aufgenommen werden. Es kommt zu einem zu hohen Blutzuckerspiegel. Die Maßnahmen sind eine vollwertige Ernährung, Bewegung und Gewichtsabnahme bei Übergewicht. Sollten diese Maßnahmen erfolglos bleiben, kann die Insulingabe auch hier nötig werden. Bei Hochbetagten ist jedoch in der Regel eine Gewichtsabnahme aufgrund des Mangelernährungsrisikos nicht empfohlen.

Ernährung bei Diabetes Typ II

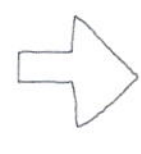

Basis ist die gesunde Vollkost, die zu Beginn dieses Buches beschrieben wird (Daher ist kein spezielles Diabetiker Menü in Senioreneinrichtungen nötig).

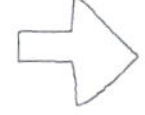

Auf die Kohlenhydratauswahl achten: Statt Zucker & Weißmehlprodukten, besser Vollkornprodukte, Hülsenfrüchte & Gemüse.

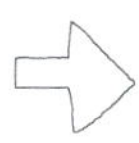

Schnell verfügbare Kohlenhydrate nicht einzeln, sondern zusammen mit kohlenhydratarmen Lebensmitteln essen, da sie die Aufnahme der Kohlenhydrate verlangsamen (bspw. Quark mit Obst).

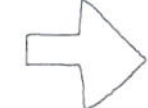

Kohlenhydrate gleichmäßig auf die Mahlzeiten verteilen (Zwischenmahlzeiten nur einplanen, wenn sie zur Insulintherapie nötig sind).

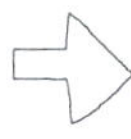

Keine Diabetiker-Lebensmittel mit Zuckeraustauschstoffen. Patient*innen dürfen gewöhnliche Konfitüre und Haushaltszucker essen, wenn auf die Menge geachtet wird.

Lebensmittel und ihr Einfluss auf den Blutzuckerspiegel

Zucker, zuckerhaltige Getränke, Fruchtsaft	Schießen ins Blut
Weißmehlprodukte (Weißmehlbrötchen, Toast), Obst	Strömen ins Blut
Vollkorngetreideprodukte (Vollkornbrot,-nudeln,-reis), Kartoffeln	Fließen ins Blut
Milch, Joghurt, Dickmilch	Tropfen ins Blut
Gemüse, Hülsenfrüchte	Sickern ins Blut

Medikamenteneinnahme

Medikamente können im Alter bei vielen Erkrankungen hilfreich sein und die Beschwerden lindern. Ein hoher Medikamentenkonsum kann sich jedoch auch negativ auf das Ess- & Trinkverhalten ausüben. So können der Appetit, das Geschmacksempfinden und die Speichelproduktion beeinflusst werden.

Die meisten der verordneten Medikamente im Alter sind Medikamente gegen Herz-Kreislauf Erkrankungen (ACE-Hemmer – Endung auf -pril, z.B. Ramipril), Hormon- und Stoffwechselstörungen (z.B. Diabetes), Schmerzen oder Medikamente, die auf das Nervensystem wirken (bei Depression oder Unruhe). Die Medikamente wirken im Alter jedoch anders und stärker als in jungen Jahren. Das hängt insbesondere mit den körperlichen Veränderungen zusammen, sodass dasselbe Medikament bei einem 70 kg schweren Mann von 35 Jahren gut wirkt, jedoch ein und dieselbe Dosierung bei einer 70 kg schweren Frau von 85 Jahren nicht ratsam ist.

Viele ältere Menschen müssen täglich fünf, sieben oder mehr unterschiedliche Medikamente einnehmen und die Gefahr der Nebenwirkungen wächst. Auch unerwünschte Wechselwirkungen der verschiedenen Medikamente können auftreten. Somit kann die Einnahme mehrerer Medikamente gleichzeitig schädlich sein, weil sich einige Medikamente miteinander nicht vertragen. Die Wirkungen und die Nebenwirkungen der enthaltenen Wirkstoffe können zusätzlich verstärkt werden.

In dem Verbundprojekt PRISCUS wurde seit 2008 für Deutschland eine Liste erarbeitet, in der potenziell ungeeignete Medikamente für ältere Menschen nachzulesen sind. In der PRISCUS-Liste (www.priscus.net) werden die Medikamente nach ihren Wirkstoffen benannt. Wirkstoffe stehen außen auf der Packung des Medikaments und auf dem Beipackzettel. Sollte ein älterer Mensch Medikamente aus dieser Liste einnehmen, handelt es sich um ein Medikament, das Probleme machen kann, aber nicht zwangsläufig Probleme machen muss. Beispielhaft werden in der folgenden Tabelle Wirkstoffe dargestellt, die sich auf den Verdauungstrakt auswirken. Weitere Nebenwirkungen können Schwindel, Stürze, Inkontinenz & Probleme beim Wasserlassen sein, auf die hier nicht weiter eingegangen werden soll.

Nebenwirkung	Wirkstoff	Einsatz
Mund-trockenheit	Amitriptylin	Bei Depressionen, zur langfristigen Schmerzbehandlung
	Doxazosin	Gegen Bluthochdruck
	Doxepin	Bei Depressionen
	Promethazin	Zur Beruhigung
Übelkeit, Bauch-schmerzen, Verstopfung	Acetyldigoxin	Bei chronischer Herzinsuffizienz
	Amitriptylin	Bei Depressionen, zur langfristigen Schmerzbehandlung
	Doxazosin	Bluthochdruck
	Diclofenac	Bei mittleren Schmerzen und Entzündungen (z.B. Rheuma)
	Flecainid	Bei Herzrhythmusstörungen
	Piracetam	Bei Demenz
	Sotalol	Bei Herzrhythmusstörungen

*Daher sollte der Medikamentenplan regelmäßig überprüft und wenn notwendig, ärztlich angepasst werden. Für eine erste Durchsicht der Medikamente kann der*die Apotheker*in behilflich sein. Von einer eigenmächtigen und dauerhaften Einnahme von frei erhältlichen Medikamenten ohne ärztliche Empfehlung ist abzuraten.*

Fallbesprechung „Luise“

Vorbereitung auf die Fallbesprechung

Name / Vorname	Luise	Wohnbereich	WB 1, Geronto	Teilnehmer
Geburtsdatum: 15. 11. 1940	Größe: 1,62 m / Gewicht: 54,0 kg	Bezugspflege	Silvio	☒ Pflege ☐ Arzt ☐ Begleitender Dienst ☒ FK Ernährung ☒ Ergotherapie ☐ Logopädie ☒ Küche / HW
Soll-Energiezufuhr: 2106 kcal / Tag	Soll-Flüssigkeitszufuhr: 1620 ml / Tag	BMI: 20,6	PAL: 1,8	

Diagnosen (Fallrelevant)	Medikation (Fallrelevant)	Kostform	Besondere Pflegesituation
Diabetes Typ II	Antidiabetika p.o.	☒ Vollkost	☐ Eth. Fallbesprechung
Demenz	Neuroleptika	☐ angep. Vollkost	☐ Vorsorgevollmacht
		☐ Finger Food	☐ Rückkehr KH Reha
		☐ angep. Konsistenz	☐ Wundversorgung
		☐ Hochkalorisch	☐ Eing. Sehkraft
		☐ Eiweißreich	☒ Demenz
			☒ Diabetes
			☒ Hinlauftendenz

Grund der Fallbesprechung (kurz)	Datum
Ungewollte Gewichtsabnahme, 2,8 kg im letzten Monat	24.11. 2020

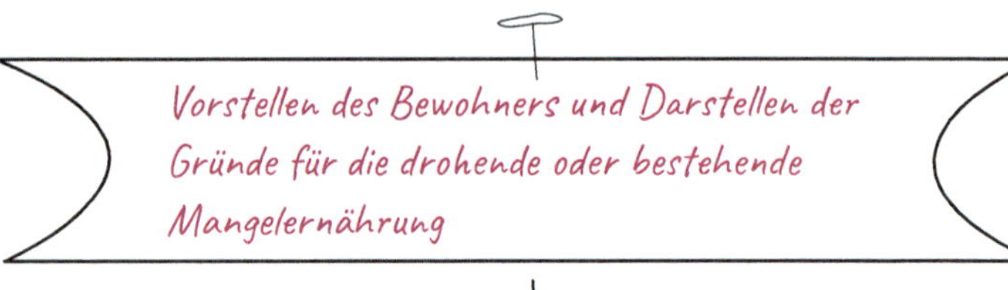

Silvio (PFK / Bezugspflege)

„Heute geht es um Luise, sie hat im letzten Monat 2,8 kg abgenommen. Luise ist 80 Jahre alt und hat aktuell einen BMI von 20,6. Sie ist dement, Diabetikerin und hat einen starken Bewegungsdrang. Ihre Demenz ist vorangeschritten und dadurch kam auch die neue Unruhe bei ihr. Luise kann seit einiger Zeit nichts mehr mit dem Besteck anfangen. Also haben wir diese Veränderung, ihre innere Unruhe und das Abgelenkt-sein beim Essen durch Anreichen versucht zu kompensieren, das klappt nicht immer. Ihre zeitweise Pflegeabwehr ist schon länger bekannt, aber damit hat es eher weniger zu tun.“

Michelle (Ernährungsfachkraft)

„Aufgrund der Essenskarten aus der Küche habe ich errechnet, wieviel Energie Luise im Durchschnitt bisher angeboten wird bzw. wie ihre Wunschmahlzeiten zusammengestellt wurden. In Summe kommen wir auf 1500 kcal. Der Gewichtsverlauf in der Dokumentation zeigt, dass die Menge bislang auch ausgereicht hat. Durch den stärkeren Bewegungsdrang kommt sie nun rechnerisch auf einen Energiebedarf von 2106 kcal und daher sollten wir das Defizit von ca. 600 kcal ausgleichen.“

Zusammentragen aller ergänzenden Informationen zum Zustand des Bewohners, Austauschen zum gemeinsamen Verständnis der Situation des Bewohners

Dörthe (Begleitender Dienst)
„Luise kam bisher gerne zu den Aktivitäten. Die vorangeschrittene Demenz und die damit verbundene Unruhe macht es manchmal schwer, sie zu einer Aktivität zu motivieren. Wenn wir es doch mal geschafft haben sie mitzunehmen, wusste sie meist nichts mit der Situation anzufangen. Sie kann der Aktivität schlecht folgen, wird nervös und läuft dann weg. Ein anderes Mal ist sie so müde vom Umherlaufen, dass sie die ganze Aktivität vor Erschöpfung verschläft. Wir bieten Luise inzwischen mehr Einzelbetreuung an. Sie hört gerne Musik, hier wird sie auch ruhiger und dabei zugänglicher. Leider hilft dies in ihren sehr unruhigen Phasen nicht. Wir können sie dann nur beim Laufen begleiten und validierend auf sie einwirken. Vielleicht sollten wir ein Esstraining in Form von Einzelbetreuung anbieten, damit sie mehr Ruhe beim Essen hat."

Anette (Pflegeassistenz)
„Die Idee mit dem Esstraining finde ich sehr gut! Wir haben manchmal zu wenig Unterstützung bei den Mahlzeiten und dann wird es etwas hektisch und unruhig. Das überträgt sich auf die Bewohner. Luise steht dann plötzlich auf und läuft weg."

Silvio (PFK / Bezugspflege)
„Bei der letzten Visite hat der Neurologe aufgrund ihrer starken inneren Unruhe, eines ihrer Medikamente verändert. Wir haben danach beobachtet, dass sie ruhiger wurde. Allerdings ist sie jetzt, je nach Tagesform, zu den Mahlzeiten sehr müde. Dadurch dauert das Anreichen sehr lange und oft isst sie dann einfach nicht auf. Das erklärt auch die Gewichtsabnahme."

Silvio (PFK / Bezugspflege)
„Ich werde heute noch einmal beim Arzt anfragen, vielleicht gibt es ja ein Alternativpräparat oder die Dosierung kann angepasst werden. Zum Frühstück isst sie noch gut und ist bedeutend fitter! Wahrscheinlich können wir auch etwas erreichen, wenn wir das neue Medikament zu einer anderen Uhrzeit verabreichen, dann ist sie zur Mahlzeit wacher und kann danach ihr geliebtes Mittagsschläfchen halten. Vielleicht kann sie dann auch ausgeruht an den Aktivitäten teilnehmen."

Identifizieren der den Bewohner beeinflussenden Faktoren

Silvio (PFK / Bezugspflege)

„Also, was haben wir? Luises kognitive Fähigkeiten haben sich verschlechtert und sie kann nicht mehr richtig mit dem Besteck umgehen. Ab mittags ist sie zu den Essenszeiten sehr müde und hat Probleme mit der Nahrungsaufnahme, obwohl ihr das Essen angereicht wird. Ihre innere Unruhe hat etwas nachgelassen, sie läuft aber immer noch durch die Gegend, braucht also nach wie vor etwas mehr Energie. Wenn sie nicht regelmäßig aufisst, nimmt sie vermutlich insgesamt etwas zu wenig Kalorien pro Tag auf, was ihre Gewichtsabnahme erklärt. Außerdem zügelt das neue Medikament ihren Appetit. Weiterhin passt ihr Schlaf-Wach-Rhythmus nicht mehr richtig. Was vielleicht daran liegt, zu welcher Tageszeit sie das neue Medikament verabreicht bekommt."

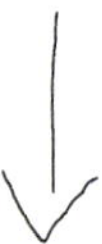

Beraten möglicher Ziele und Ableiten dafür notwendiger Maßnahmen. Bewerten der Ziele, ob sie mit leistbarem Aufwand zu erreichen sind und den Wünschen des Bewohners entsprechen

Michelle (Ernährungsfachkraft)

„Unser oberstes Ziel muss es sein, Luises Gewicht zu stabilisieren. Wenn sie weiter abnimmt, laufen wir Gefahr, dass sie immobil wird und weiter an Eigenständigkeit verliert. Dann wird sie sich noch mehr zurückziehen und weniger an Aktivitäten teilnehmen, was ihren Allgemeinzustand weiter verschlechtern wird und ihre vorhandene Pflegeabwehr verstärken kann. Am Ende wird sie immer immobiler und das kann zur Folge haben, dass sie anfängt zu stürzen. Außerdem droht Luise eine Mangelernährung, das muss unbedingt verhindert werden!"

Christina (Köchin)

„Wir können die Energiemenge am Vormittag erhöhen, indem wir Zwischenmahlzeiten anbieten. Zum Beispiel mit Fingerfood und wir können es mit „Eat while walking" probieren, um die verschlafenen Mahlzeiten zu kompensieren. Mit zusätzlichen Smoothies könnten wir die Energiemenge steigern, zusätzlich wird dadurch die Flüssigkeitszufuhr erhöht. Wollen wir dann jetzt einen Maßnahmenplan Ernährung erstellen? Dann können wir sicher sein, dass die Angebote zu ihren individuellen Bedarfen passen und Energie- und Nährstoffversorgung stimmen. Ich habe da schon ein paar Ideen."

Silvio (PFK / Bezugspflege)

„Ja, gerne. Luise hat einen Gesamtenergiebedarf von 2106 kcal."

Name/Vorname			Wohnbereich		Datum
Luise			WB1, Geronto		
Geburtsdatum 15.11.1940	Größe 1,62 m	Gewicht 54,0 kg	Bezugspflege Silvio		
Soll-Energiezufuhr 2106 kcal/Tag	Soll-Flüssigkeitszufuhr 1620 ml/Tag			BMI 20,6	

Maßnahmenplan Ernährung

Frühstück

		kcal
Mini-Frühstücksmuffins, extraklein	150 g	409
Gelber Energie-Smoothie	200 g	270

Zwischenmahlzeit

		kcal
Mandel-Kokosbällchen	50 g	190
Weißer Smoothie	150 g	175

Mittag Fingerfood

		kcal
Möhrenrohkost im Pfannkuchenmantel	150 g	227
Süße Hirsegrießschnitten	150 g	257

Nachmittag

		kcal
Haferkekse	50 g	212
Trinkschokolade	200 g	460

Abendessen

		kcal
Tomatencremesuppe mit Olivenöl i.d. Tasse	115 g	143
Kaspressknödel	100 g	270

Spätmahlzeit

		kcal
Eiweißshake	200 g	238

Insgesamt: 70 g Eiweiß, 31 g Ballaststoffe **Summe bereitgestellte Energie** 2851 **kcal**

Besonderheiten Ernährung

Die Komponenten werden Luise als Fingerfood gereicht.	
Becher und Geschirr kontrastreich, bitte kein Blau verwenden.	

Evaluierung am	**Gewicht** kg	**BMI**	

Eine Blankoversion des Maßnahmenplans zum Download finden Sie hier:

Silvio (PFK / Bezugspflege)
„Der Plan wird Luise gefallen, sie isst so gerne Süßes, und wir können das gut umsetzen. Dann setze ich ein Ernährungs- und Trinkprotokoll an, damit wir einen Überblick haben ob Luise über den Tag genug davon zu sich nimmt. Ich denke, sieben Tage werden reichen. Wir können mit den Maßnahmen sofort starten."

Dörthe (Begleitender Dienst)
„Das Esstraining übernehmen wir auch sofort, so können wir gezielt beobachten, ob die Angebote für Luise passend sind."

Umsetzung der Maßnahmen planen und koordinieren

Silvio (PFK / Bezugspflege)
„Sehr gut, wann kann die Küche mit der Umsetzung starten?"

Christina (Köchin)
„Rezepte und Lebensmittel sind da, wir können morgen anfangen!"

Michelle (Ernährungsfachkraft)
„Vor dem Absetzen des eben geplanten Ernährungsprotokolls in einer Woche, sollten wir das Protokoll noch einmal bilanzieren und schauen, ob die Maßnahmen, wie beispielsweise die Smoothies, von Luise angenommen wurden. Sollte uns vorher etwas auffallen, werden wir die Bilanzierung natürlich vor Ende der Laufzeit durchführen."

Silvio (PFK / Bezugspflege)
„Gibt es noch etwas, das ich an die Angehörigen weitergeben soll? Ich werde sie bei nächster Gelegenheit über die neue Situation informieren und fragen, ob sie eine Beratung wünschen. Ich erledige das mit dem Arztkontakt, dann wissen wir, ob die Medikation angepasst werden kann oder ggf. zu einer anderen Zeit gegeben werden soll."

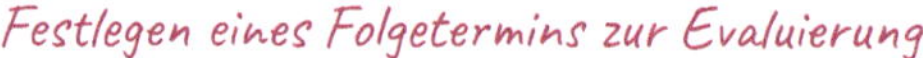

Silvio (PFK / Bezugspflege)
„Dann machen wir die Evaluierung also heute in acht Tagen incl. Gewichtsmessung!“

Inhalte der Fallbesprechung entsprechend der Verfahrensregelung umfänglich dokumentieren

Silvio (PFK / Bezugspflege)
„Ich trage das in den Kalender ein und dokumentiere die Maßnahmen und unser Ergebnis.“

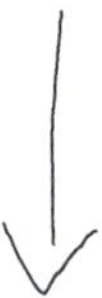

Ergebnis der Fallbesprechung gemäß Verfahrensregelung verteilen

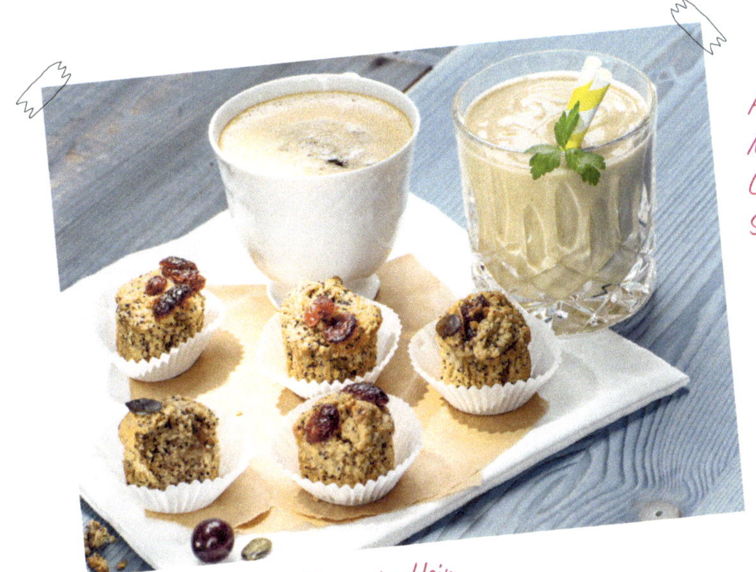

Mini-Frühstücksmuffins, extraklein und Gelber Energie-Smoothie

Alle Rezepte aus dem Maßnahmenplan von Luise finden Sie ab Seite 96.

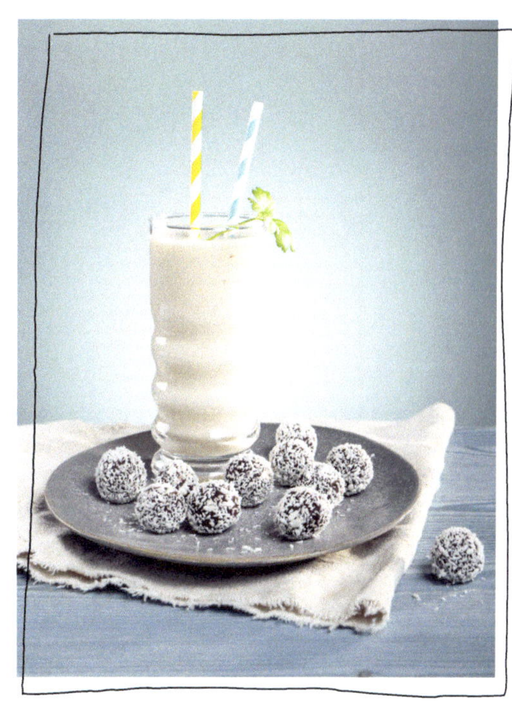

Mandel-Kokosbällchen und Weißer Smoothie

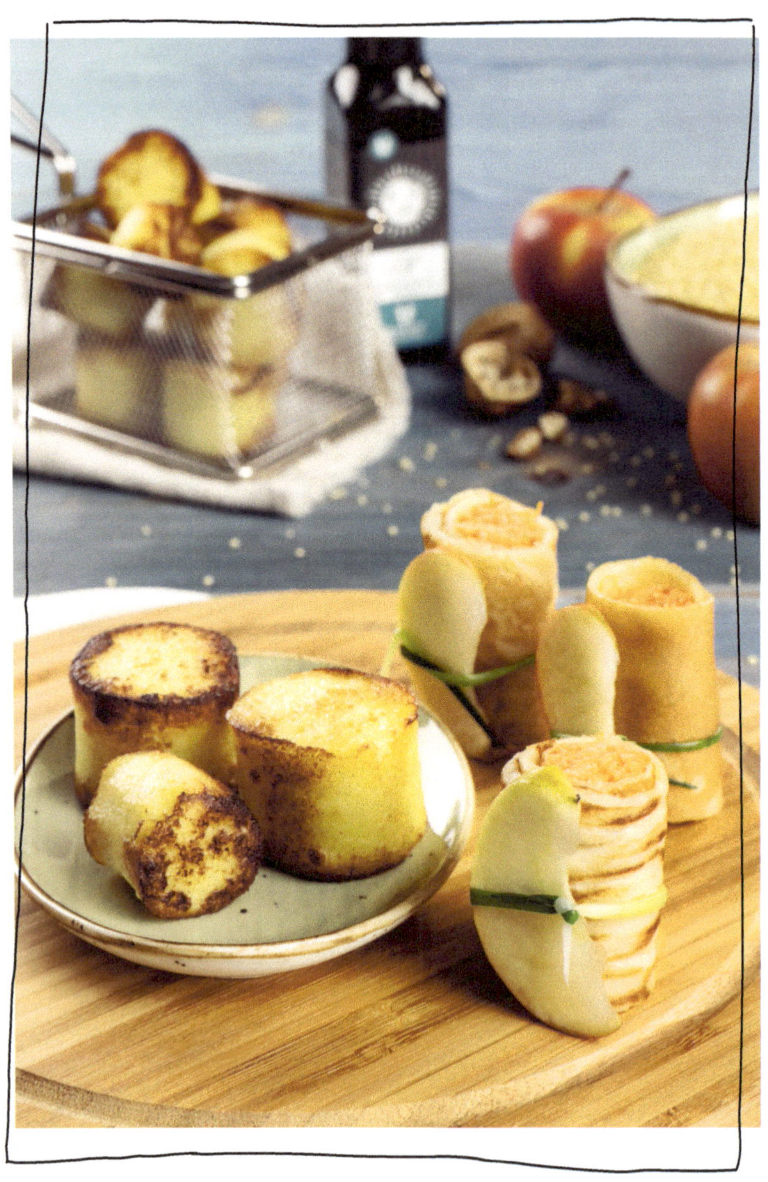

Möhrenrohkost im Pfannkuchenmantel und Süße Hirsegrießschnitten

Haferkekse und Trinkschokolade

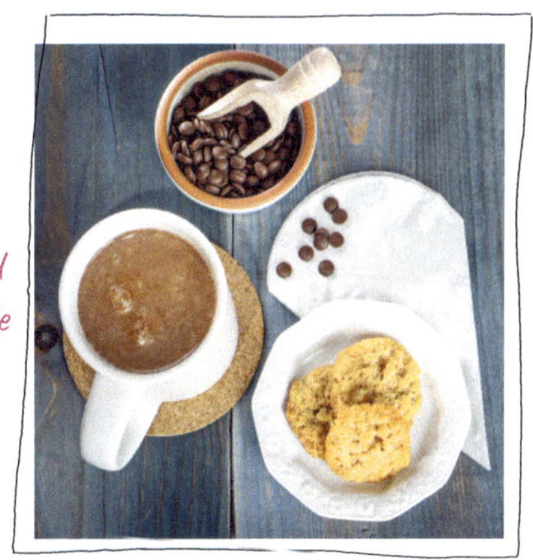

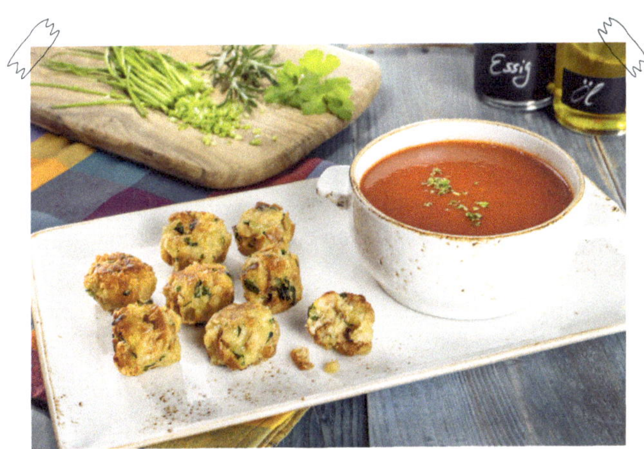

Tomatencremesuppe mit Olivenöl i.d. Tasse und Kaspressknödel

Eiweißshake

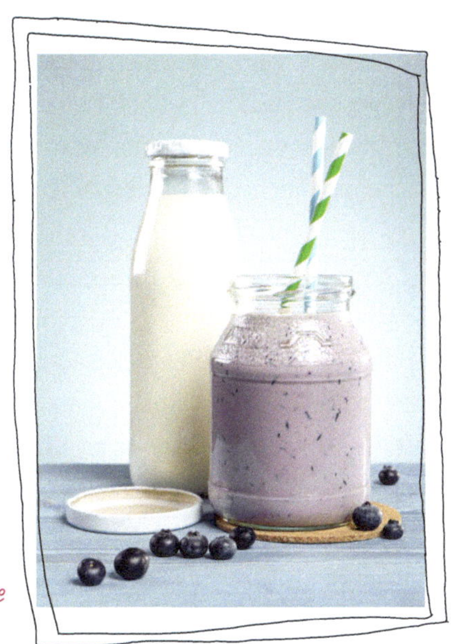

Erläuterungen zum Maßnahmenplan

Flüssigkeitsbedarfe werden laut Empfehlung der DGE mit 30 ml/kg Körpergewicht berechnet. In besonderen Situationen, wie bei einer Herzinsuffizienz, Erbrechen u.v.a., ist darauf zu achten, dass der Bedarf von der Empfehlung deutlich abweichen kann.

Fingerfood bindet den Betroffenen nicht an einen Platz zum Essen, sondern erlaubt es dem Bewohner, seine Mahlzeit zu jeder Zeit und überall einnehmen zu können. Sehr gut geeignet für Menschen, die für die Aufnahme ihrer Speisen mehr Zeit benötigen.

Smoothie, der schnelle Nährstofflieferant. Im Handumdrehen hergestellt, enthält er alles, was zur individuellen Bedarfsdeckung nötig ist. Richtig zusammengestellt liefert er die erforderliche/n Flüssigkeit, Energie, Vitamine sowie Mineralstoffe und ist sogar als Ballaststofflieferant einsetzbar.

Trinkschokolade mit hochwertigen Zutaten wie Backkakao oder 70%iger Schokolade zubereitet, liefert Eiweiß, Fett und Ballaststoffe.

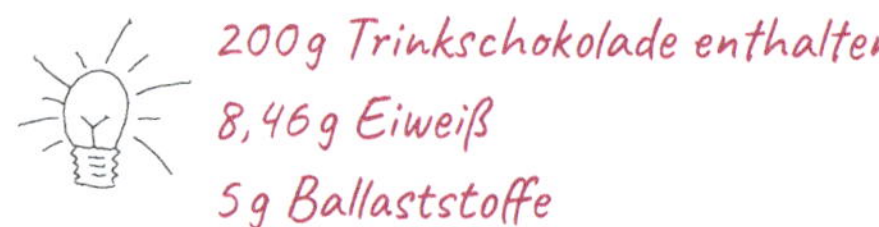

Die bereitzustellende Energiemenge berücksichtigt, dass nicht alle Komponenten verlässlich aufgegessen werden müssen. Der zusätzlich eingerechnete Puffer stellt sicher, dass genügend Energie aufgenommen werden kann. Dabei nennt der Maßnahmenplan die zu erreichende Durchschnittsenergiemenge, die dem Bewohner angeboten werden soll.

Kontrastreiche Speisen und Hilfsmittel unterstützen den Bewohner bei der Orientierung und Handhabung. Sowohl verschiedene Erkrankungen des Auges als auch die zunehmende, natürliche Gelbfärbung einer alternden Linse, haben Auswirkungen auf die Sehkraft. Die Gelbfärbung des Auges führt dazu, dass Farben mit Gelbanteil besser wahrgenommen werden können als blaue, blaugrüne und violette Farbtöne.

Name / Vorname	Wohnbereich		Datum
Luise	WB1, Geronto		

Geburtsdatum	Größe	Gewicht	Bezugspflege	
15.11.1940	1,62 m	54,0 kg	Silvio	

Soll-Energiezufuhr	Soll-Flüssigkeitszufuhr		BMI	
2106 kcal / Tag	1620 ml / Tag		20,6	

Maßnahmenplan Ernährung

Frühstück

	kcal
Fingerfood Frühstück	620

Zwischenmahlzeit

Smoothie	200g	214
Energiebälle	50g	189

Mittag

	kcal
Fingerfood Mittag	558

Nachmittag

		kcal
Fingerfood Kuchen		189
Trinkschokolade	200g	460

Abendessen

	kcal
Fingerfood Abendessen	391
	270

Spätmahlzeit

	kcal
Eiweißshake	214

Summe bereitgestellte Energie 2835 **kcal**

Besonderheiten Ernährung

Die Komponenten werden Luise als Fingerfood gereicht.	
Becher und Geschirr kontrastreich, bitte kein Blau verwenden.	

Wie Sie sehen, muss der Maßnahmenplan in der Fallbesprechung nicht detailliert mit den einzelnen Rezepten und exakten Nährwertberechnungen versehen werden. Die Küche hat die Möglichkeit aufgrund der Rezepte und verwendeten Lebensmittel, die durchschnittliche Kalorienmenge pro Portion zu berechnen. Somit werden beispielsweise der Gelbe und Weiße Smoothie als „Smoothie" zusammengefasst. Das vereinfacht das Ausfüllen der Pläne und verschafft gleichzeitig einen guten Überblick über die durchschnittliche Versorgung eines Bewohners.

Frühstücksmuffins – für 980 g Gesamtmenge ca. 4 bis 6 Portionen

260 g Haferflocken fein gemahlen
10 g Backpulver
5 g Zimt
35 g Cranberrys
30 g Mohn
30 g Kürbiskern
280 g Banane
250 ml Mandelmilch
80 g Rapsöl

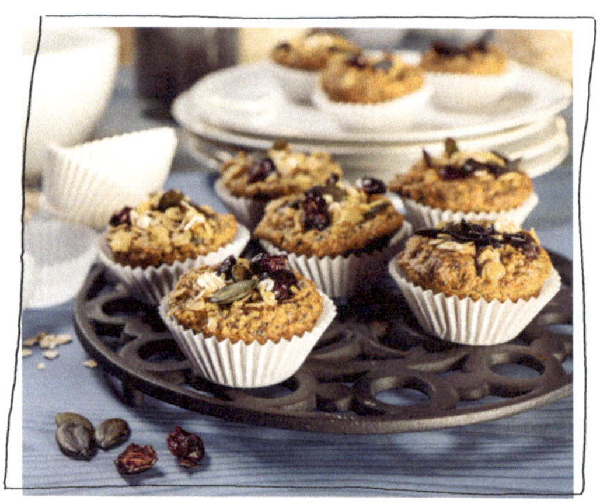

Je 1 EL Haferflocken, 1 EL Cranberrys getrocknet, 1 EL Mohn, 1 EL Kürbiskerne zurückstellen. Haferflockenmehl, Backpulver, Zimt, Cranberrys, Mohn und Kürbiskerne in eine Schüssel geben und gut mischen. Die Bananen zu Mus zerdrücken und mit der Mandelmilch und Öl verrühren, bis ein geschmeidiger Teig entstanden ist. Die Masse in gut gefettete Muffinförmchen füllen oder in Papiermanschetten backen. Zum Schluss mit den zurückgestellten Zutaten bestreuen. Für 10 – 15 Min. bei 180 °C backen.

Energie	Fett	Kohlenhydrate	Eiweiß	Ballaststoffe	Angaben
273 kcal	14,3 g	27 g	6,81 mg	4,38 mg	je 100 g

13,35 g Eiweiß p. Port. **8,58 g Ballaststoffe p. Port.**

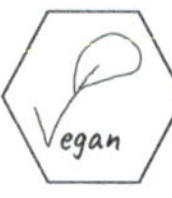

Gelber Energie-Smoothie – für 790 g Gesamtmenge ca. 4 bis 6 Portionen

150 g Banane roh geschält
200 ml Pflanzenmilch
40 g Walnüsse
200 g Avocado roh geschält
200 g Grapefruit roh geschält

Alle Zutaten schälen, im Mixer sehr fein verarbeiten, kühl servieren.

Feuchtigkeitsspeicher wieder auffüllen und den Körper mit Energie versorgen! Die besten Helfer dafür sind Bananen, Avocados, Grapefruit und Nüsse, in Kombination bilden sie das perfekte Regenerations-Paket!

Energie	Fett	Kohlenhydrate	Eiweiß	Ballaststoffe	Angaben
112 kcal	7,14 g	8,66 g	1,61 g	2,16 g	je 100 g

2,54 g Eiweiß p. Port. **3,41 g Ballaststoffe p. Port.**

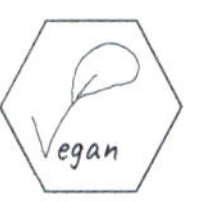

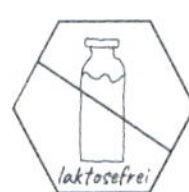

Mandel-Kokos-Bällchen – für 286 g Gesamtmenge ca. 4 bis 6 Portionen

100 g Dattel getrocknet
40 ml Wasser
1 g Vanille gemahlen
60 g Mandeln
10 g Kokosfett
15 g Kokosraspel
60 g Backkakao

Die Datteln und Mandeln am Vortag einweichen, vor dem Weiterverarbeiten Wasser abschütten, anschließend trocken tupfen. Alle Zutaten außer den Kokosraspeln in einem Mixer zu einer homogenen Masse verarbeiten. Mit angefeuchteten Händen und einem Teelöffel portionieren und kleine Kugeln formen. Diese anschließend in Kokosraspeln wälzen, kühl stellen und kalt servieren.

Energie	Fett	Kohlenhydrate	Eiweiß	Ballaststoffe	Angaben
380 kcal	22,4 g	28,3 g	10,9 g	11,8 g	je 100 g

6,23 g Eiweiß p. Port. **6,75 g Ballaststoffe p. Port.**

Möhrenrohkost im Pfannkuchen, Pfannkuchenteig – für 492 g Gesamtmenge ca. 4 bis 6 Portionen

90 g Dinkelmehl 630
220 ml Milch
70 ml Sahne 30 %
1,5 Eier
20 g Margarine
1 Prise Muskatnuss
3 g Salz

Milch mit dem Mehl glattrühren. Margarine erwärmen und mit den restlichen Zutaten unter den Teig rühren. Somit verhindert man, dass der Teig Klümpchen bildet.

Energie	Fett	Kohlenhydrate	Eiweiß	Ballaststoffe	Angaben
191 kcal	11,4 g	15,5 g	6,31 g	677 mg	je 100 g

6,21 g Eiweiß p. Port. **0,66 g Ballaststoffe p. Port.** Vegetarisch

Möhrenrohkost – für 578 g Gesamtmenge ca. 4 bis 6 Portionen

100 g Möhren geschält
100 g Apfel ungeschält Bio
5 g Zitronensaft
50 g Joghurt
10 g Walnussöl
15 g Zucker
4 g Salz jodiert
Prise Pfeffer

Optional: Zum Binden, für die Füllung im Pfannkuchen mit 2 g Kaltsaftbinder wie Visco der Firma Biozoon oder andere.

Die Möhren dünn schälen oder gründlich schrubben. Zusammen mit den Äpfeln sehr fein reiben / raspeln. Anschließend die restlichen Zutaten mit der Möhren-Apfelrohkost vermengen. Wenn Sie diese Rohkost für Fingerfood Häppchen benötigen, bitte vorher mit einem Kaltquell Bindemittel binden. (siehe Zutaten optional)
Zum Füllen der Pfannkuchen diese mit gleichmäßig verteilter Möhrenrohkost bestreichen, zusammenrollen und als Häppchen portionieren & servieren.

Energie	Fett	Kohlenhydrate	Eiweiß	Ballaststoffe	Angaben
111 kcal	6,28 g	10,8 g	1,92 g	1,52 mg	je 100 g

2,22 g Eiweiß p. Port. **1,76 g Ballaststoffe p. Port.** Vegetarisch

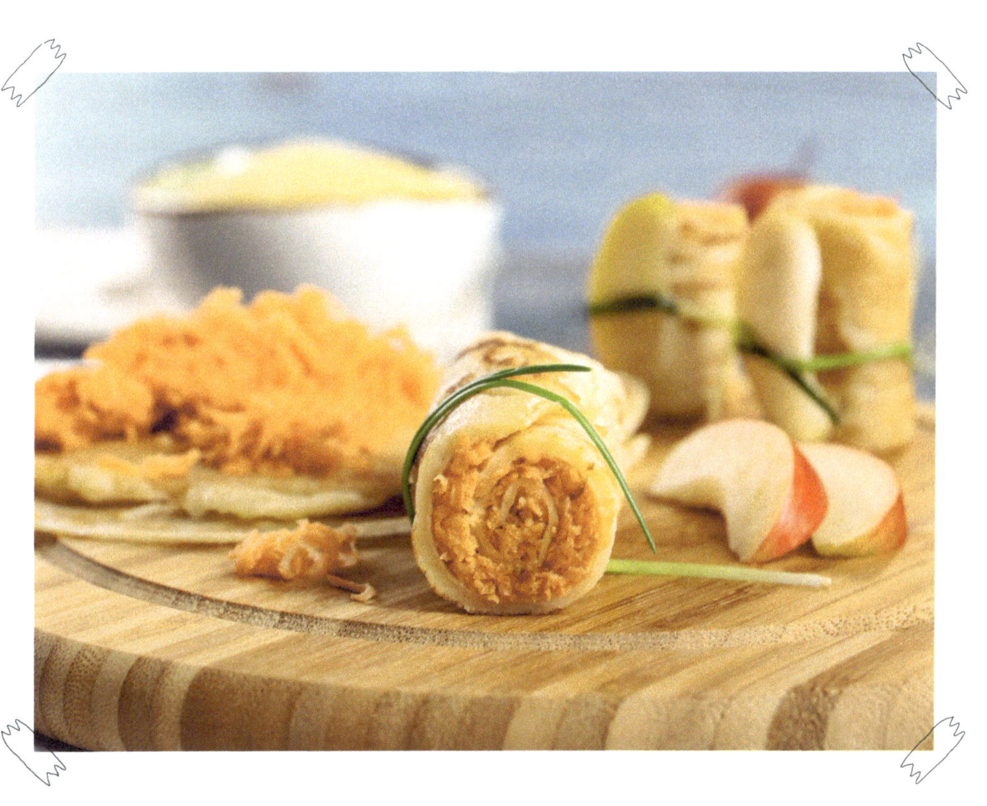

Hirsegrießschnitten für Fingerfood – für 848 g Gesamtmenge ca. 4 bis 6 Portionen

250 ml Milch
180 g Hirsegrieß
10 g Margarine
10 g Zitronensaft
1/4 l Kochsahne 15 %
25 g Zucker
10 g Zucker
10 g Rosinen
1 Prise Salz
250 g Äpfel
10 g Rapsöl
1 Prise Zimt

Milch und Sahne mit einer Prise Salz und dem Zucker aufkochen, den Hirsegrieß hinzugeben und für ca. 2 – 3 Min. köcheln lassen. Abgedeckt noch weitere 10 – 15 Min ziehen lassen. In der Zwischenzeit die Äpfel schälen, in feine Würfel schneiden mit den Rosinen, 10 g Zucker, Margarine sowie dem Zitronensaft vermengen und unter den Grieß heben. Die Masse erkalten lassen, in 1 – 1,5 cm große Würfel schneiden und von allen Seiten in der Pfanne kurz goldbraun anbraten.

Energie	Fett	Kohlenhydrate	Eiweiß	Ballaststoffe	Angaben
171 kcal	8,28 g	20 g	3,53 g	954 mg	je 100 g

5,99 g Eiweiß p. Port. **1,62 g Ballaststoffe p. Port.**

Vegetarisch

Weißer Smoothie – für 465 g Gesamtmenge ca. 4 bis 8 Portionen

300 g Banane roh
300 g Birne roh
50 g Mandelmus
300 ml Mandelmilch

Am besten eigenen sich Früchte mit geringem Vitamin-C- Anteil. Auch Magnesium (z.B. in Mandeln) beruhigt die Nerven.

Alle Zutaten im Mixer sehr fein verarbeiten, kühl servieren.
Tipp: Wenn das Obst nicht bio ist, bitte nicht mit Schale verwenden!

Energie	Fett	Kohlenhydrate	Eiweiß	Ballaststoffe	Angaben
117 kcal	5,3 g	13,9 g	2,59 g	1,62 g	je 100 g

3,51 g Eiweiß p. Port. **2,2 g Ballaststoffe p. Port.**

Vegan

laktosefrei

Haferkekse – für 481 g Gesamtmenge ca. 6 bis 8 Portionen

120 g Margarine
100 g Zucker
1 Ei
2 g Salz jodiert
90 g Haferflocken
20 g Mandelmehl
80 g Dinkelmehl 630
7 g Backpulver
1/2 g Zimt

Ei, Zucker und weiche Margarine schaumig rühren. Die trockenen Zutaten mischen, anschließend unter die schaumige Margarine rühren. Mit einem Löffel etwas Teig abstechen und kleine Kugeln formen. Diese in weitem Abstand auf das vorbereitete Blech legen (ca. 10 – 14 St. pro Blech). Auf mittlerer Schiene ca. 12 – 15 Min. backen. Herausnehmen, wenn die Ränder anfangen, braun zu werden.

Energie	Fett	Kohlenhydrate	Eiweiß	Ballaststoffe	Angaben
425 kcal	22,8 g	47,7 g	6,17 g	2,48 g	je 100 g

4,24 g Eiweiß p. Port. **1,72 g Ballaststoffe p. Port.**

Vegetarisch

Kakao / Trinkschokolade – für 760 g Gesamtmenge ca. 4 bis 6 Portionen

200 g Zartbitterschokolade
400 ml Milch
5 g Zucker
1 Msp. Zimt
100 ml Schlagsahne

Milch und Sahne in einem Topf auf kleiner Flamme erhitzen (dann brennt sie nicht an). Wenn die Milch heiß genug ist, die restlichen Zutaten dazu geben und solange rühren, bis sich alles aufgelöst hat. Warm servieren.

Energie	Fett	Kohlenhydrate	Eiweiß	Ballaststoffe	Angaben
229 kcal	14,2 g	15,1 g	4,23 g	2,5 g	je 100 g

6,43 g Eiweiß p. Port. **3,8 g Ballaststoffe p. Port.**

Vegetarisch

Tomatencremesuppe – für 1,34 kg Gesamtmenge ca. 6 bis 8 Portionen

500 g passierte Tomaten
40 g Zwiebel
2 g Knoblauch
500 ml Gemüsebrühe
2 g Basilikum
1 g Paprikapulver edelsüß
250 g Sahne 10 %
Pfeffer
30 g Zucker
5 g Salz
10 g Olivenöl

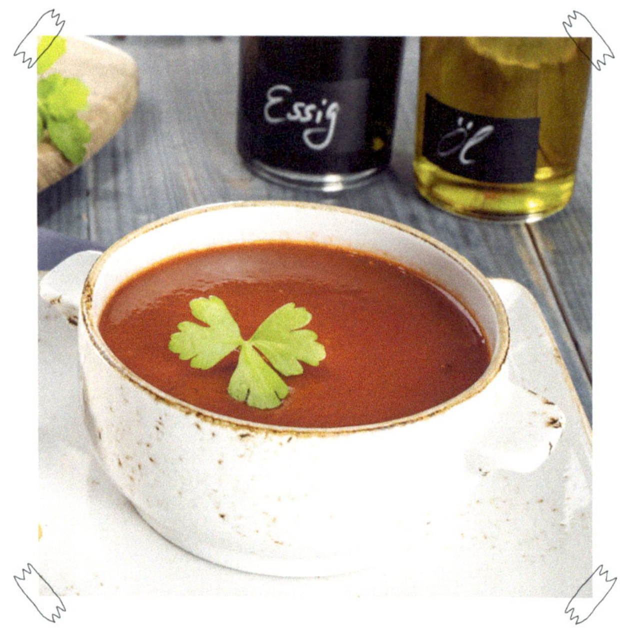

Zuerst Zwiebel und Knoblauch schälen und fein hacken. Basilikum waschen und trocken schütteln. In einem Topf die Zwiebel- und Knoblauchstücke in Olivenöl glasig dünsten. Anschließend die passierten Tomaten sowie die Gemüsebrühe beigeben.
Die gewaschenen Basilikumblätter, Pfeffer, und Paprikapulver dazugeben, verrühren, zum Kochen bringen und für ca. 15 Min. bei mittlerer Hitze köcheln lassen. Danach die Suppe mit dem Mixstab fein pürieren, die Sahne unterrühren, erneut kurz aufkochen lassen und mit Salz, Pfeffer und Zucker abschmecken.

Energie	Fett	Kohlenhydrate	Eiweiß	Ballaststoffe	Angaben
42,9 kcal	2,7 g	2,43 g	1,03 g	402 mg	je 100 g

1,97 g Eiweiß p. Port. **0,77 g Ballaststoffe p. Port.**

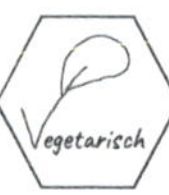

Kaspressknödel – für 1 kg Gesamtmenge ca. 4 bis 6 Portionen

50 g Butter
4 St. Eier
125 ml Milch (warm)
250 g Bergkäse (fein gewürfelt)
50 g Dinkelmehl (je nach Festigkeit etwas mehr / weniger)
250 g Brot und Brötchen vom Vortag
50 g Zwiebel
2 EL Rapsöl zum Backen
1 Bund Schnittlauch (fein geschnitten)
1 Prise Salz
1 Bund Petersilie (fein gehackt)

Die Brötchen in Würfel schneiden und diese mit der heißen Milch einweichen. Zwiebeln schälen, fein würfeln und anschließend in der Butter glasig dünsten. Zusammen mit den feinen Käsewürfeln und den restlichen Zutaten zu einem geschmeidigen Kloßteig verarbeiten. Zum Schluss mundgerechte kleine Knödel formen und diese in der Pfanne mit etwas Öl von allen Seiten braten und möglichst warm servieren oder in Brühe anrichten.

Energie	Fett	Kohlenhydrate	Eiweiß	Ballaststoffe	Angaben
270 kcal	16,4 g	17,3 g	12,7 g	1,25 g	je 100 g

25,4 g Eiweiß p. Port. **2,5 g Ballaststoffe p. Port.**

Vegetarisch

Eiweißshake Heidelbeere – für 555 g Gesamtmenge ca. 4 bis 6 Portionen

300 ml Milch 3,5 %
100 g Quark 40 %
100 g Heidelbeeren (frisch oder tiefgefroren)
20 g Mandelmus
30 g Haferflocken
5 g Honig

Alle Zutaten in ein hohes Gefäß füllen und für ca. 30 Sekunden mit dem Pürierstab mixen.

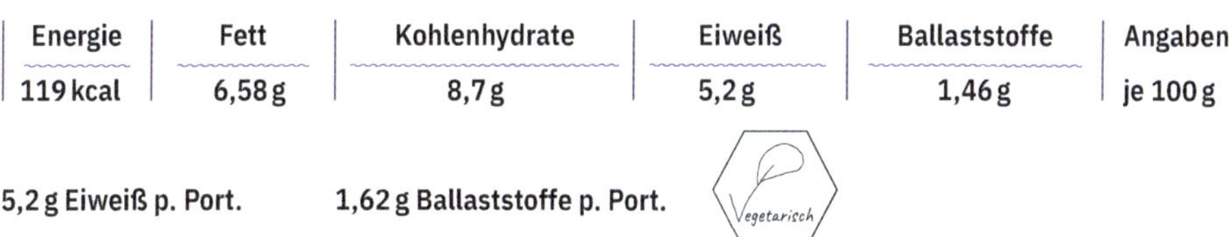

Energie	Fett	Kohlenhydrate	Eiweiß	Ballaststoffe	Angaben
119 kcal	6,58 g	8,7 g	5,2 g	1,46 g	je 100 g

5,2 g Eiweiß p. Port. **1,62 g Ballaststoffe p. Port.**

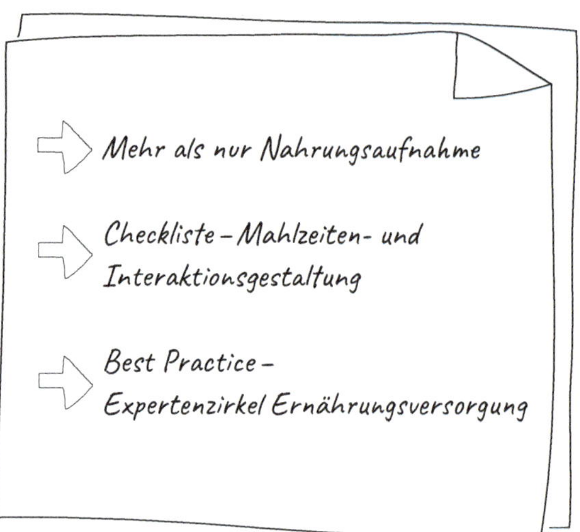

Mehr als nur Essen und Trinken

Nachdem die Pflege ihre Kenntnisse über Bedürfnisse und Bedarfe des Bewohners berufsübergreifend koordiniert hat und daraus eindeutige Maßnahmen abgeleitet wurden, wenden wir uns der individuellen Maßnahmenplanung und deren Erfüllung zu, also den eindeutig identifizierten ernährungsbezogenen Pflegezielen. Oft werden in der Pflege die zu erreichenden Ziele sehr niedrig angesetzt, da die Umsetzung realistisch sein soll und sich an den vorhandenen Möglichkeiten orientiert. Wird dabei außer Acht gelassen, auch das Versorgungskonzept anpassen zu können, wird es kaum zu Veränderungen kommen und es stellen sich damit auch keine Verbesserungen bei der Versorgung ein. Das liegt u.a. daran, dass viel zu selten ein gemeinsames Verständnis für ein „Konzept

zur Ernährungsversorgung“ vorhanden ist. Ein gutes Ernährungsmanagement nach Expertenstandard umfasst dabei die Prozesse und Tätigkeiten genauso wie die Anforderungen an die Umgebung und Gesellschaft. Ein gutes Ernährungsmanagement setzt voraus, dass jeder Bewohner entsprechend seiner Bedürfnisse und gesundheitlichen Verfassung in einem für ihn angenehmen Umfeld versorgt wird.
Der Expertenstandard benennt dabei Anforderungen an eine ganzheitliche Versorgung der Bewohner, ganz besonders bei Menschen mit Unterstützungsbedarf bei der Nahrungsaufnahme und identifiziert folgende Handlungsfelder als besonders beachtenswert.

- Angebot verschiedener Kost- und Darreichungsformen
- Verlässliche, bekannte Verpflegungszeiten
- Geschützte Essenszeiten
- Transparenz bei der Auswahl von Speisen und Getränken
- Ein den individuellen Pflegeanforderungen entsprechendes, angenehmes Ambiente bei der Verpflegung
- Das Beachten von Tisch- und Esskultur
- Gut strukturierte Essensverteilung mit klar geregelter Verantwortung

Hier kann die Pflegekraft in Zusammenarbeit mit den anderen Berufsgruppen für eine angemessene Interaktionsgestaltung sorgen. Der Anspruch dabei ist, dass alle Parteien hilfreiche Informationen zum Bewohner austauschen, anhand derer professionell für eine individuelle Ausgestaltung und Durchführung gesorgt werden kann. Gemeinsam entsteht ein durchaus anspruchsvoller Maßnahmenplan, der den Ansprüchen an eine gute Pflege und Versorgung gemäß Expertenstandard genügt, ohne dabei einzelne Berufsgruppen zu überfordern oder zu sehr zu belasten.

Checkliste – Mahlzeiten- und Interaktionsgestaltung

Von Dachverbänden für Ernährungsmedizin werden mittlerweile konkrete Anforderungen an das ernährungsmedizinische Wissen von Pflegeberufen gestellt und als integrativer Bestandteil des pflegerischen Alltags betrachtet. Demnach muss eine Pflegekraft bestehende Bedarfe einer ernährungsmedizinisch notwendigen Begleitung Einzelner eigenständig erkennen und kurzfristig entsprechende Maßnahmen einleiten können. Als vollwertiges Mitglied eines ernährungsmedizinischen Teams, stehen ihr dabei alle Fachkräfte mit den erforderlichen Expertisen zur Verfügung, die sie bei Bedarf einbindet. Um für sich oder die Pflegeeinrichtung ermitteln zu können, welche Kompetenzen für eine sichere Planung der individuellen Mahlzeiten- und Interaktionsgestaltung notwendig sind, sollte die folgende Checkliste gute Hinweise geben.

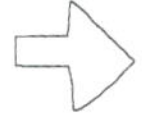

Die Pflegekraft kann ein vertieftes Assessment professionell durchführen und die daraus abgeleitete Problemlage für Dritte adäquat formulieren.

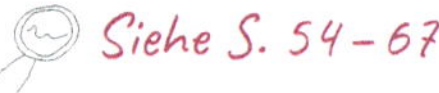

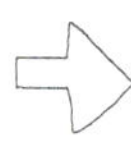

Die Pflegekraft kennt die Wirkung individuell abgestimmter Ernährungsweisen für krankheitsspezifische Besonderheiten und nutzt diese zur positiven Beeinflussung des Gesundheitszustands.

weitere Infos ab
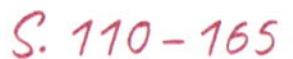

Die Pflegekraft kann aus dem „Konzept zur Ernährungsversorgung“ geeignete Kostformen für eine bedarfsgerechte und bedürfnisgerechte Versorgung sicher auswählen. Ein Expertenzirkel kann notwendige Information liefern.

Siehe S. 107

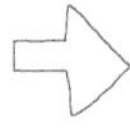

Die Pflegekraft ist sicher im Umgang mit dem hausinternen Menübestellsystem. Sie kann die ermittelten Kostformen und Speisenangebote beauftragen und stellt die Umsetzung sicher.

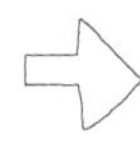

Die Pflegekraft wird die zuvor ausgewählten Maßnahmen regelmäßig evaluieren und ggf. notwendige Anpassungen vornehmen. Bei Bedarf zieht sie weitere Berufsgruppen für eine genauere Anpassung hinzu.

Hier empfehlen sich Blitzlichter zu einem regelmäßigen Termin. Dort treffen sich dann Küche, ein Beauftragter aus der Pflege und optional eine Ernährungsfachkraft, um die geplanten Maßnahmen zu überprüfen.

Expertenzirkel Ernährungsversorgung

best practice

Die Ergebnisse von Fallbesprechungen lassen oft Defizite erkennen, da berufsübergreifend kaum ein gemeinsames Verständnis für die Versorgungssituation vorhanden ist und es damit keine Grundlage gibt, auf der gute Entscheidungen getroffen werden können. Um eine solche Grundlage zu schaffen, eignen sich regelmäßige Abstimmungen, sogenannte Expertenzirkel, die losgelöst von Fallbesprechungen durchgeführt werden können. In diesen Abstimmungen sollten die einzelnen Berufsgruppen kontinuierlich über die sich im Arbeitsalltag stellenden Anforderungen berichten. Dabei werden persönliche Anforderungen der Bewohner ebenso berücksichtigt wie auch die rechtlichen Verpflichtungen und vielschichtigen Vorgaben einschlägiger Verbände. Als Beispiel könnten für die Küche die Anforderungen dargestellt werden, denen die Pflege bei ihrem täglichen Arbeiten unterliegt, da sie sich zwingend an den Vorgaben aus den einschlägigen Expertenstandards zu orientieren hat. Oder andersherum kann die Küche aufzeigen, unter welchen Auflagen und Vorgaben sie zu agieren hat, also welche Möglichkeiten überhaupt vorhanden sind. Folgende Inhalte bieten sich dabei aus Sicht der Ernährungsversorgung besonders an.

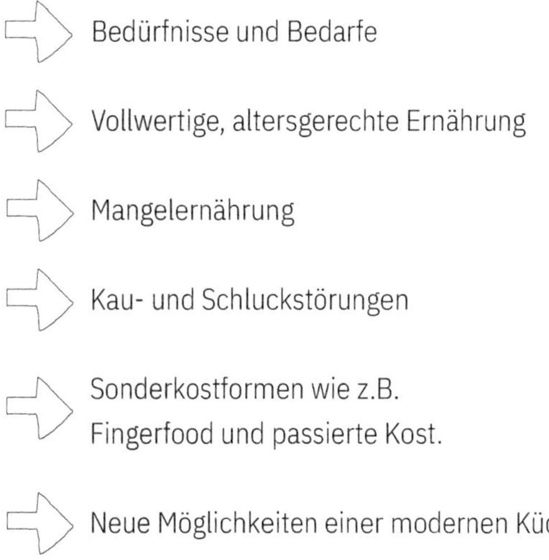

- Bedürfnisse und Bedarfe
- Vollwertige, altersgerechte Ernährung
- Mangelernährung
- Kau- und Schluckstörungen
- Sonderkostformen wie z.B. Fingerfood und passierte Kost.
- Neue Möglichkeiten einer modernen Küche

Jede Pflegekraft sollte wissen, welche Speisen sie den Bewohnern*innen präsentiert und anreicht. Für ein gutes Gelingen, sollte sie mit auf den Weg genommen werden. So können alle Pfegenden für eine Mini-Schulung in die Küche eingeladen werden und dort erfahren, wie individuelle Sonderkostformen produziert werden und welche Zielsetzung damit verfolgt wird.

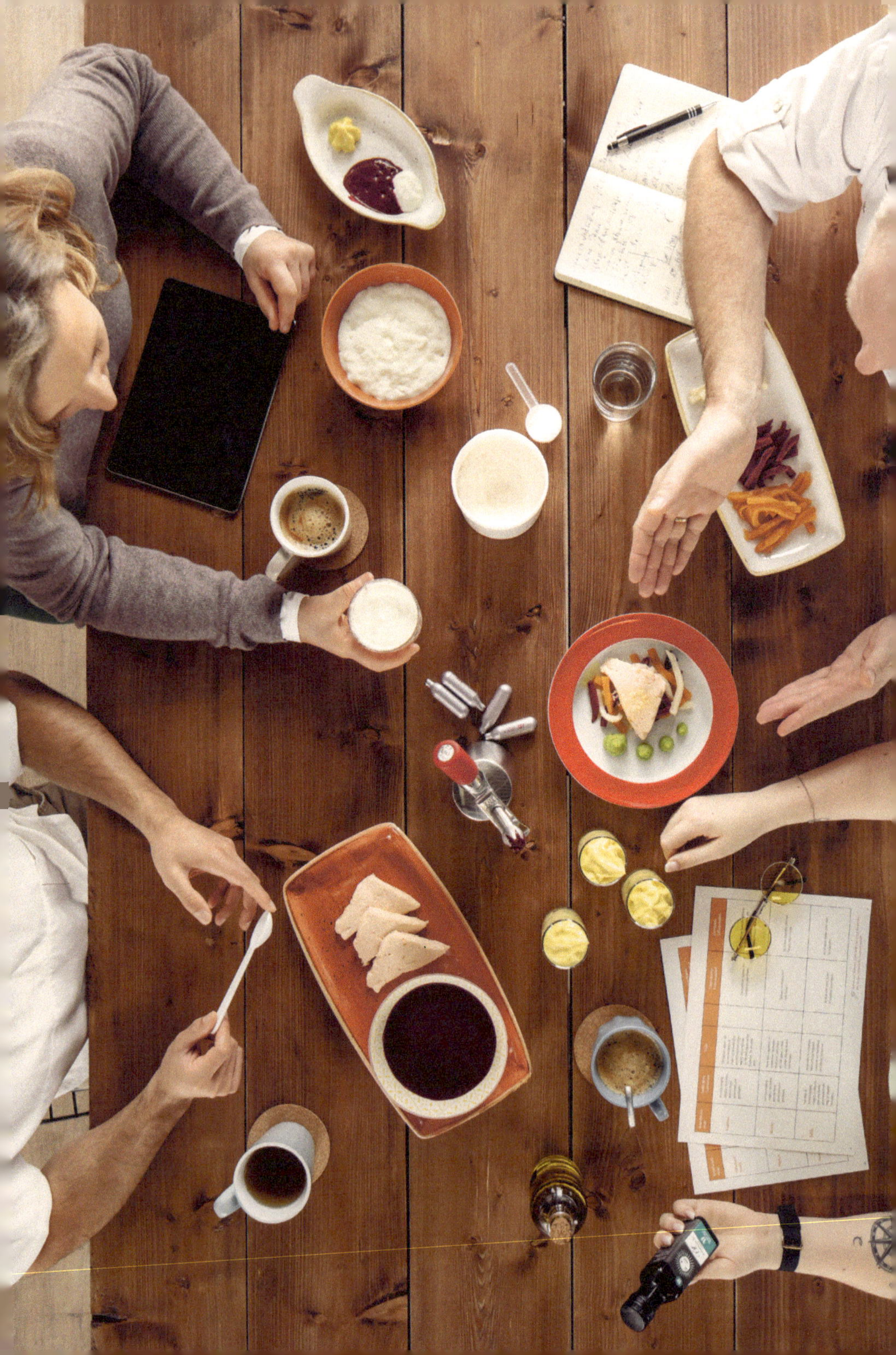

Schließlich sollte es bei den Abstimmungen auch Weiterbildungsangebote zu den behandelten Themen geben. Entweder inhouse, sofern entsprechende Fachkräfte vorhanden sind, oder durch externe Anbieter, die abgestimmt auf die herausforderndsten Themen bei der Versorgung hinzugezogen werden können. Das Wissen um das große Ganze, an dem gearbeitet wird, und die Chance, sich zu etwas Modernem, Zukunftsorientiertem, vielleicht sogar Wegweisenden entwickeln zu können, fördert das Engagement aller Mitarbeiter*innen.
Nach einigen dieser Experten-Zirkeln sollten alle eine andere Sicht auf die Herausforderungen der Kolleg*innen haben und verstehen, warum sie sich auf erforderliche Veränderungen einzulassen haben.
Die Mitarbeiter einer Pflegeeinrichtung haben berufsübergreifend eines gemein, sie alle bemühen sich um das Wohlergehen der Bewohner*innen. Jetzt gilt es zu erkennen, dass Abteilungsegoismen nicht zum Ziel führen und ein gemeinsames Interesse am ehesten erreicht wird, wenn sich auch alle gemeinsam auf den Weg machen. Das benötigt Zeit und ist nicht von heute auf morgen zu erreichen, aber Step by Step kann sich jedes Ernährungskonzept entwickeln.

Gerade in Bezug auf eine bestehende oder drohende Mangelernährung ist ein multiprofessionelles Arbeiten unerlässlich. Denn bei älteren Menschen geht es nicht nur um eine ausreichende Energie- und Nährstoffzufuhr, sondern auch darum, die hinter einer Mangelernährung liegenden Beschwerden und Bedürfnisse zu berücksichtigen und zu lindern. Das folgende Kapitel soll mit vielen praktischen Tipps helfen, diesen Problemen entgegenzuwirken und gleichzeitig als Basis für ein gemeinsames Verständnis im Expertenzirkel Ernährungsversorgung dienen.

Basiswissen – Häufige Probleme während und nach der Nahrungsaufnahme

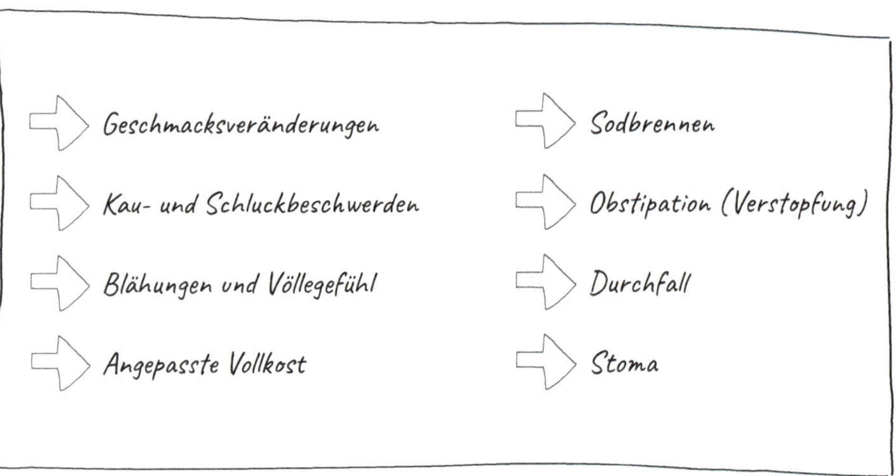

Geschmacksveränderungen

Die fünf Hauptgeschmacksrichtungen setzen sich aus süß, salzig, sauer, bitter & umami (herzhaft) zusammen. Der Geschmack und die Geschmacksrichtungen lassen allerdings im Alter nicht gleichmäßig nach. So empfinden ältere Menschen salzig und umami schwächer, während sich die Wahrnehmung von süßen Geschmäckern kaum verändert. Daher bevorzugen viele ältere Menschen süße Gerichte.

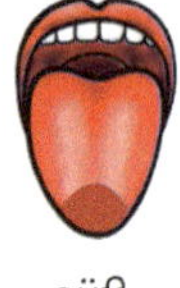
süß

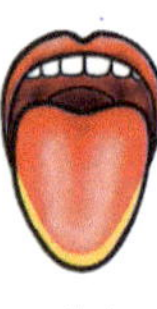
salzig

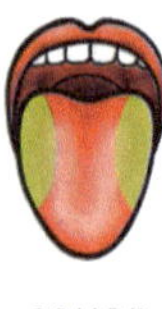
sauer

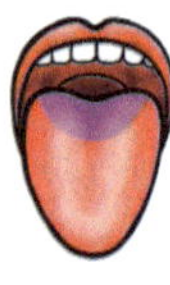
bitter

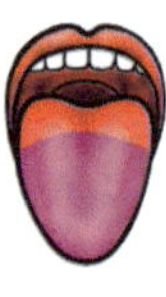
umami

Was tun bei Geschmacksveränderungen?

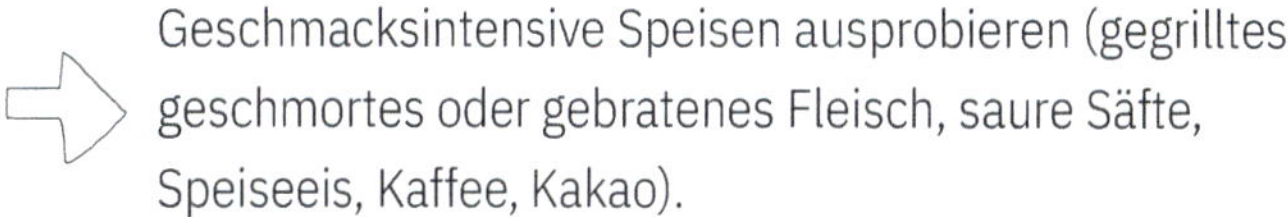

- Geschmacksintensive Speisen ausprobieren (gegrilltes, geschmortes oder gebratenes Fleisch, saure Säfte, Speiseeis, Kaffee, Kakao).

- Geschmack der Speisen durch Kräuter, Gewürze, Würzöle, Salz oder Zucker verstärken. Intensive Lebensmittel wie Speck, Zwiebeln, Meerrettich, Sellerie einsetzen.

- Veränderungen in der Textur des Essens führen zu Abwechslung und verbessern das Esserlebnis.

- Fleisch und Fisch marinieren (mit Sojasauce, Wein oder Fruchtsaft).

- Pikante Speisen süßen, um die Lebensmittelvielfalt bei bevorzugtem süßen Geschmack abwechslungsreich zu gestalten, z.B. Spaghetti Bolognese mit süßer Soße.

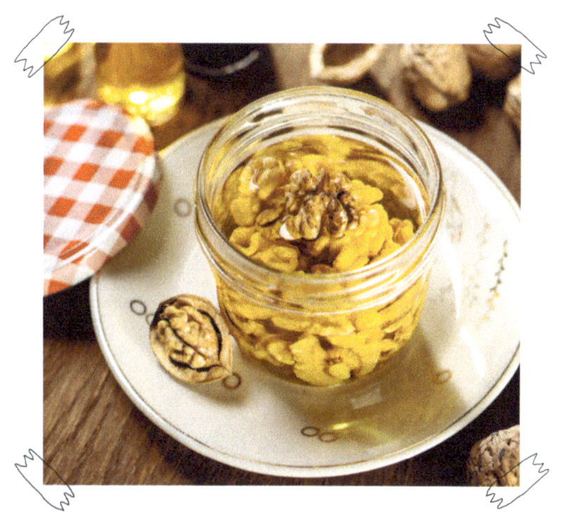

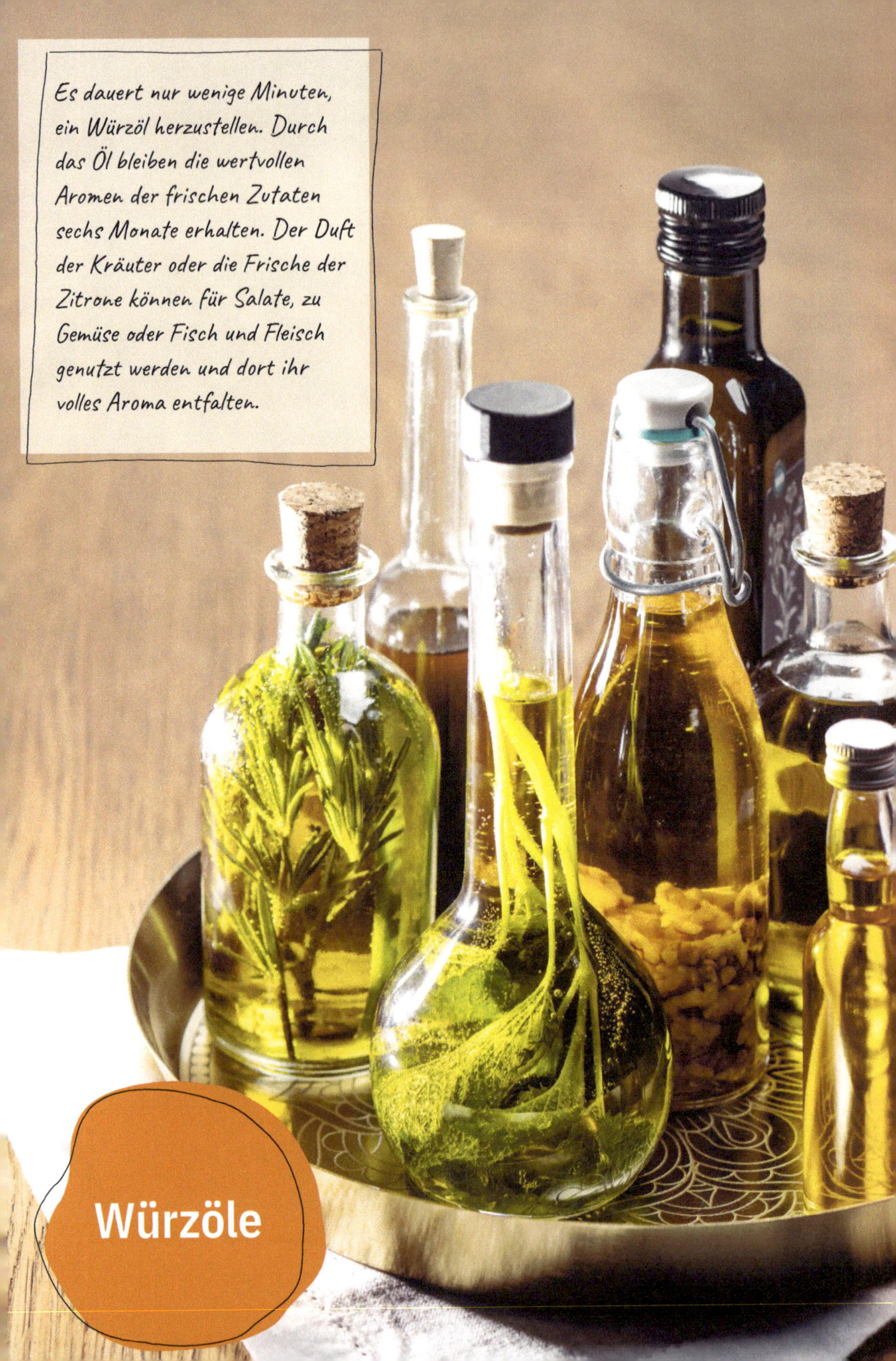

Würzöle

Es dauert nur wenige Minuten, ein Würzöl herzustellen. Durch das Öl bleiben die wertvollen Aromen der frischen Zutaten sechs Monate erhalten. Der Duft der Kräuter oder die Frische der Zitrone können für Salate, zu Gemüse oder Fisch und Fleisch genutzt werden und dort ihr volles Aroma entfalten.

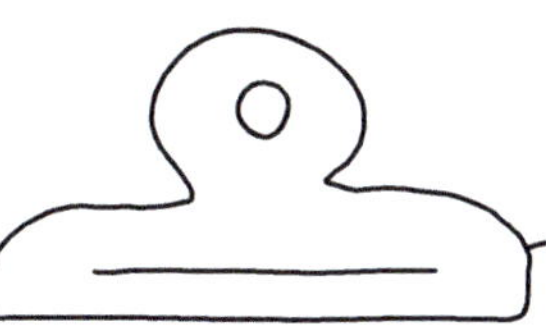

Zutaten:
0,75 l gutes Öl nativ gepresst (Oliven- oder Rapsöl),
frische Kräuter und Stängel, z.B. Rosmarin,
Basilikum, Bärlauch etc.

Zubereitung:

1. Kräuter waschen und trockentupfen,

2. Flasche zu zwei Dritteln mit dem Öl befüllen,

3. Kräuter und Stängel in die Flasche geben,

4. Flasche bis zum Rand mit Öl auffüllen, verschließen und an einem dunklen, kühlen Ort lagern.

Der Kreativität sind hier keine Grenzen gesetzt.
Egal ob Zeste von Orange oder Zitrone, Chillifäden, haben Sie Mut, probieren Sie es aus. Sie werden sehen, Ihr Salatdressing oder der gute Tropfen Gewürzöl auf einer warmen Speise wird das Angebot bereichern.

Möglichst frische, intensiv duftende Kräuter anstelle tiefgefrorener oder getrockneter Varianten für ein geschmacksintensives Würzöl verwenden.

Aromatisches Knoblauchrauken-Würzöl für Salate, Gemüse und mehr

Die seit Jahrhunderten bekannte Knoblauchrauke eignet sich perfekt zum Würzen. Sie hat einen leichten Hauch von Knoblauch und ist somit dezent in der Würzung. Knoblauchrauke gibt es von Frühling bis Anfang Herbst. Diese finden Sie am Waldrand oder an Feldwegen in Waldgebieten. Für das Würzöl kann die gesamte Pflanze verwendet werden. Je nachdem, ob Sie ein mildes oder scharfes Würzöl bevorzugen, werden entweder die Blätter und Blüten oder die scharfen Samenschoten verwendet.

Für etwa 300 ml Würzöl benötigen Sie:

2 Handvoll Blätter oder

2 Handvoll Samenschoten

& etwa 300 ml Pflanzenöl

Die zerkleinerten Pflanzenteile in ein Schraubglas geben und mit Pflanzenöl aufgießen, bis sie vollständig mit Öl bedeckt sind. Das Öl muss nun zwei bis drei Wochen an einem dunklen und kühlen Platz ziehen und kann anschließend passiert und in Flaschen gefüllt werden. An einem dunklen und kühlen Ort gelagert, ist das Würzöl mehrere Monate lang haltbar.

Knoblauchrauken-Würzöl bietet eine gute Grundlage für Dressings und Soßen mit einer würzigen Knoblauchnote. Die scharf-würzige Variante eignet sich z.B. zum Marinieren von Fleisch, Fisch, Gemüse oder Salaten.

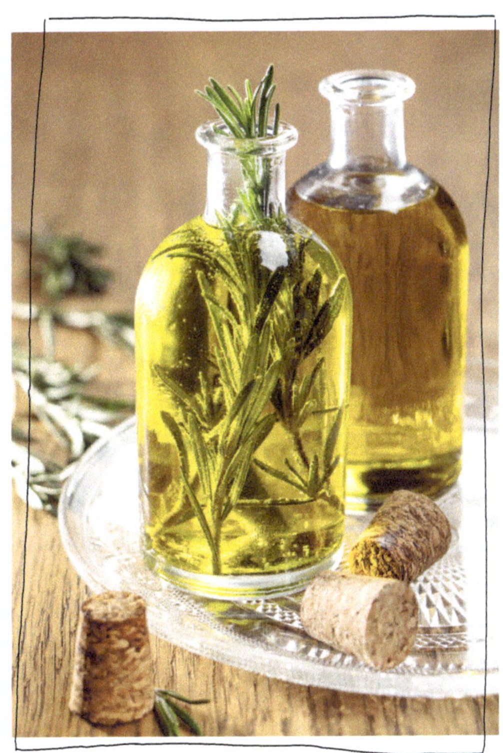

Rosmarin-Würzöl

1 St. Rosmarin frisch, Zweige
1 St. Knoblauchzehen
1 St. Peperoni frisch
0,5 TL Pfefferkörner zerstoßen
1 TL Meersalz, grob
250 ml Olivenöl kalt gepresst
1 St. Glasflasche für ca. 300 ml Inhalt mit passendem Verschluss, z.B. Korken

Wie am Anfang beschrieben, werden die Kräuter gewaschen und trockengetupft. Die Flasche zu zwei Dritteln mit Olivenöl nativ gefüllt, mit den restlichen Zutaten bestückt und der Restmenge Olivenöl aufgefüllt. Zur längeren Haltbarkeit nach Gebrauch immer wieder mit Öl auffüllen. Bei guter Behandlung hält sich das Öl mehrere Monate.

Walnussöl

70 g Walnusskerne
225 ml Rapsöl

Kleingeschnittene Walnüsse in die Flasche geben (ca. 70 g) und mit Öl bedeckt auffüllen. Hier rechnen wir mit 225 ml. Anschließend gut verschließen und dunkel aufbewahren.

Würzpaste Suppengemüse – für 787 g Gesamtmenge

1 mittelgroße Zucchini
1 mittelgroße Zwiebel
2 große Liebstöckelstängel
(oder getrocknet)
500 g Sellerie / Möhren / Lauch / Petersilie
1 kleine Knoblauchzehe
2 TL Salz
50 ml Olivenöl
evtl. ein Spritzer Zitrone
10 g brauner Zucker

Zwiebel und Knoblauchzehe schälen, Zucchini waschen, das Wurzelgemüse gut waschen und putzen und mit dem Liebstöckel anschließend mit etwas Öl zu einer Paste pürieren. Braunen Zucker dazu geben. Mit Salz, und Zitronensaft abschmecken. Die Masse kann nun entweder als Brotaufstrich verwendet werden, zum Würzen von Suppen, zum Braten, oder zu Pilzgerichten. Gut verschlossen ist sie im Kühlschrank lange haltbar!

Energie	Fett	Kohlenhydrate	Eiweiß	Ballaststoffe	Angaben
91,1 kcal	6,62 g	4,74 g	1,82 g	2,63 g	je 100 g

Vegan
laktosefrei

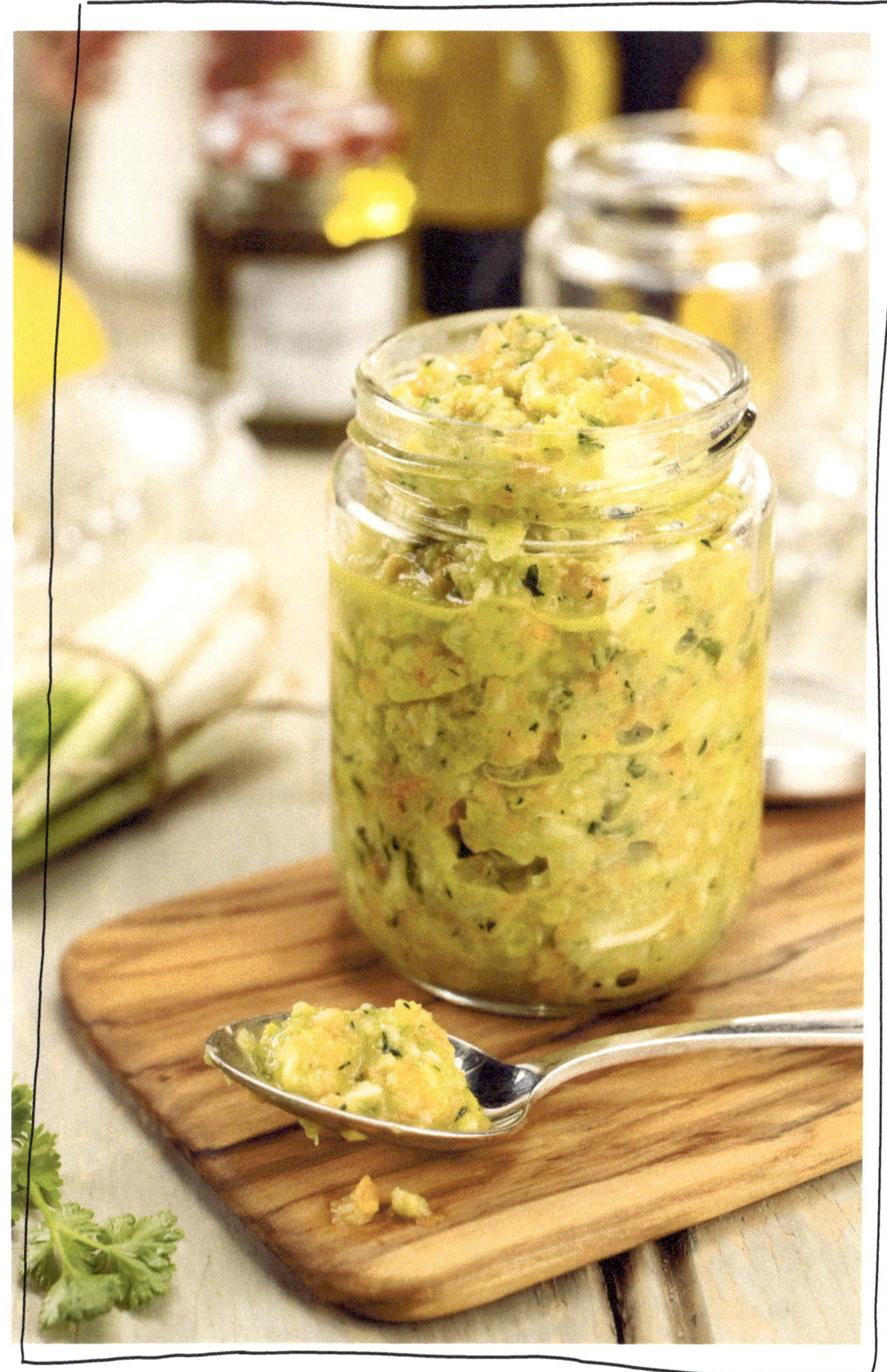

Würzpaste aus Trockenfrüchten – 827 g Gesamtmenge für 1 Liter Wasser als Suppe oder direkt als Brotaufstrich

250 g Trockenfrüchte (Aprikose, Pflaume, Cranberrys)
500 ml Wasser
50 ml Zitronensaft
16 g Vanillezucker
Prise Zimt
10 g Zucker
10 g Speisestärke

Alle Zutaten bis auf die Stärke über Nacht mit kochendem Wasser einweichen und am nächsten Tag mit der Stärke fein mixen. In Gläser füllen, kaltstellen und nach Bedarf verwenden. Paste reicht für 1 l Wasser als Suppe oder direkt als Brotaufstrich. Tauschen Sie die getrockneten Aprikosen gegen anderes Dörrobst aus und versuchen Sie Variationen mit Pflaume oder Cranberrys.

Energie	Fett	Kohlenhydrate	Eiweiß	Ballaststoffe	Angaben
97,4 kcal	182 mg	17,9 g	1,55 g	5,36 g	je 100 g

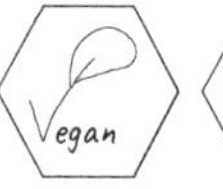

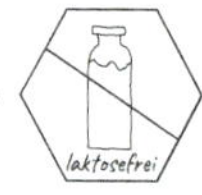

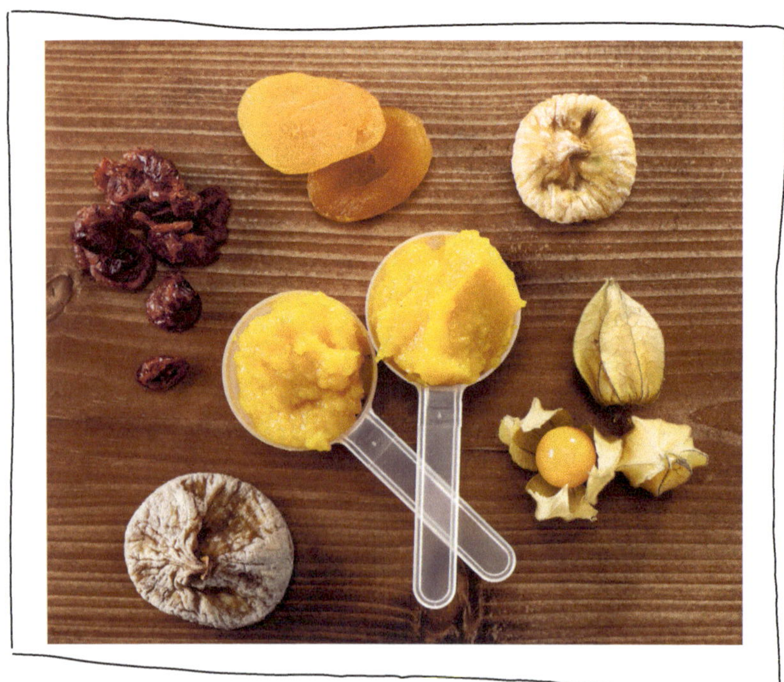

Kräuterwürzpaste – für 396 g Gesamtmenge

120 g Basilikum
40 g Oregano
20 g Thymian
20 g Rosmarin
140 g Olivenöl
oder neutrales Öl
60 g Salz
3 g Pfeffer frisch gemahlen
ca. 4 Knoblauchzehen, optional

Alle Zutaten im Mixer fein pürieren, in Gläser füllen, etwas mit Öl bedecken und verschlossen kalt aufbewahren. Das Pesto für jeden Tag. Lecker, um Suppen und Soßen aufzuwerten.

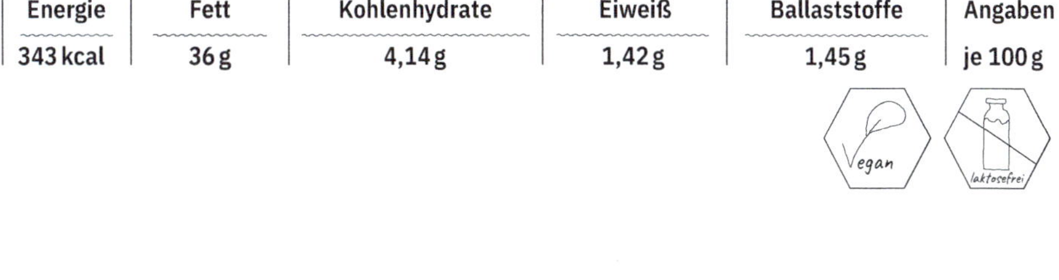

Energie	Fett	Kohlenhydrate	Eiweiß	Ballaststoffe	Angaben
343 kcal	36 g	4,14 g	1,42 g	1,45 g	je 100 g

Schokoladencreme – für 510 g Gesamtmenge

150 g Zucker
200 ml Milch
10 g Dinkelmehl
70 g Margarine
20 g Kakao

Mehl und Kakao sieben und mit Zucker mischen. Die Milch aufkochen und die Margarine darin auflösen. Mischen Sie die trockenen Zutaten und kochen diese in der Milchmischung bei schwacher Hitze oder in einem Wasserbad für 10 Min. Anschließend in ein Glas gießen, abkühlen lassen und in den Kühlschrank stellen.

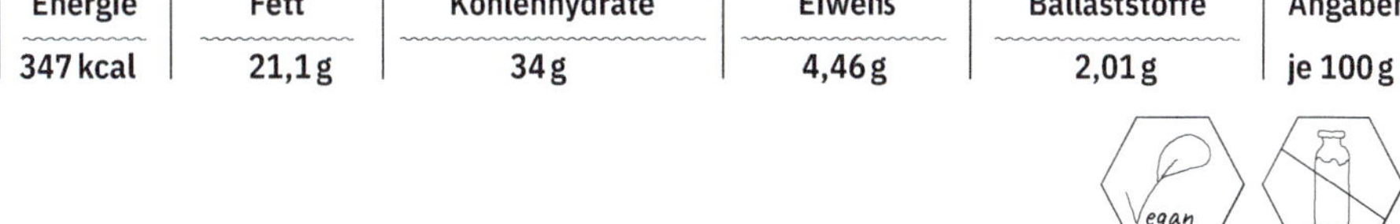

Energie	Fett	Kohlenhydrate	Eiweiß	Ballaststoffe	Angaben
347 kcal	21,1 g	34 g	4,46 g	2,01 g	je 100 g

Kau- und Schluckbeschwerden

Beim Schluckvorgang handelt es sich um einen hochkomplexen Prozess. Muskeln und Nerven wirken in ausgeklügelter Weise zusammen. Doch oft fällt das erst auf, wenn es Störungen beim Kauen oder Schlucken gibt.

Das Gewebe der am Schluckvorgang beteiligten Organe verändert sich, kann sich verhärten oder verdicken und wird weniger elastisch. Die Nerven übertragen motorische und sensorische Impulse weniger schnell. Ein Verlust der Zähne oder schlechtsitzende Prothesen können zudem zur Veränderung der Kieferstellung beitragen. Das Essen fällt zunehmend schwerer, weshalb viele Betroffene in eine Mangelernährung geraten. Zusätzlich kann es passieren, dass sich Betroffene verschlucken und Essen in die Luftröhre gelangt. Gesunde Menschen können in solchen Fällen problemlos abhusten. Bei älteren, kranken Menschen verbleibt die Speise in der Lunge, wodurch es zu einer Lungenentzündung kommen kann. Daher sind eine bedarfsgerechte Ernährung und das Anpassen der Speisen an die jeweiligen Bedürfnisse unabdingbar.

Achtung: Ausgebildetes Fachpersonal (z.B. Logopäden) kann durch Schluckuntersuchungen die passende Therapie und Konsistenz für die Speisen und Getränke festlegen. Patienten sollten dennoch bei der Nahrungsaufnahme beobachtet werden, sodass Hinweise auf ein Verschlucken nicht übersehen oder erst zu spät wahrgenommen werden. Solche Hinweise sind u.a. eine verstärkte Verschleimung des Hals-Nasen-Ohren-Traktes ohne direkte Erkältung, Husten und Räuspern vor, während oder nach dem Essen, Kurzatmigkeit oder Erkrankungen der Bronchien.

Hilfen, die den Schluckvorgang erleichtern

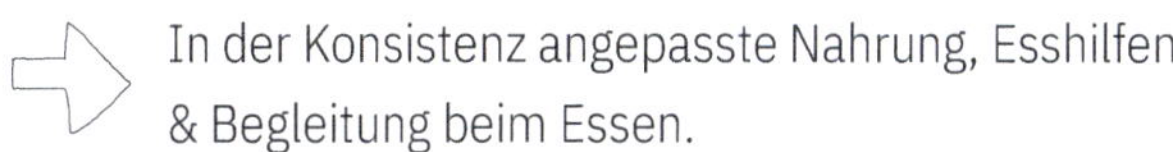

- In der Konsistenz angepasste Nahrung, Esshilfen & Begleitung beim Essen.
- Eine angenehme Atmosphäre, keine Ablenkung wie Fernsehen & Radio nebenbei, nicht zu viel sprechen, während das Essen angereicht wird.
- Den Teller mit den Speisen farblich hervorheben & attraktiv anrichten.
- Auch Getränke müssen die von ausgebildeten Fachkräften vorgegebene Konsistenz haben.

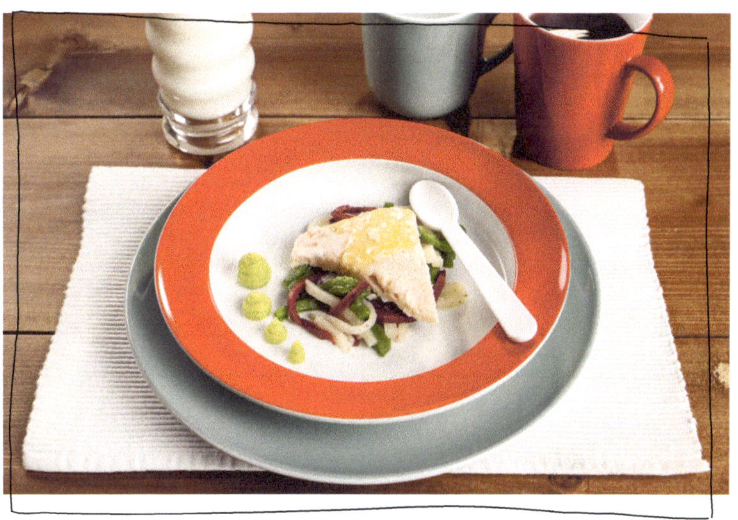

Konsistenz-stufe	Indikation / Anzeichen	Tipp	
Adaptiert / weich	Leichtere Kaustörung, der Schluckvorgang funktioniert noch.	Einzelne Komponenten nach Bedarf anpassen. Harte Lebensmittel durch weichere austauschen (statt Reis besser Kartoffeln) oder die Garzeit verlängern.	
Püriert	Wenn nur ein geringer Kauaufwand möglich ist.	Fleischkomponente kleinschneiden oder fein hacken, weiches Gemüse oder Kartoffeln zerdrücken. Bei Nudeln: Sternchen oder Suppennudeln verwenden.	
Passiert	Kaufähigkeit stark eingeschränkt, bei Schluckbeschwerden.	Verdickungsmittel zum Andicken von heißen und kalten Flüssigkeiten Hilfsmittel: Geliermittel & Silikonformen (Konsistenz gebunden oder halbfest).	

Ungeeignete Lebensmittel	Geeignete Lebensmittel
Rohkostsalate, Obst mit Schale, Nüsse, Brot mit harter Rinde, Wursthaut, trockene, krosse, knackige Lebensmittel.	Harte Lebensmittelbestandteile entfernen & harte Lebensmittel durch gleichwertige weichere ersetzen, weiches Fleisch (Hühnchen, Hackfleisch), Fisch, Aufläufe, faserarme Gemüsesorten (z.B. Möhren, Blumenkohl), geschältes Obst.
Lebensmittel mit Körnern & Kernen (grobes Brot, Obst).	Weiches Brot ohne Rinde, weiche Kartoffeln, gut ausgequollene Nudeln, weiches Obst und Gemüse, weiche Wurst, Fleischbällchen, Fischklöße, weiches Rührei, gedünsteter Fisch, Frischkäse.
Klebriger Brotbelag (wie Honig).	Passiertes Brot, passiertes Fleisch, Kartoffelpüree, Schmelzflocken, Milchbrei, Schmelzkäse, passierte Speisen können am Gaumen zerdrückt werden.

Konsistenzstufe	Indikation / Anzeichen	Tipp
Espuma	Kein Kauvorgang möglich, die Speise wird im Mund gesammelt und geschluckt.	Die Speisen sieben, um sie von Stückchen & Fasern zu befreien (Ziel: einheitliche Kost, schaumig, Schaumbildner zur Herstellung von soften Espumas, ISI Gourmet Whip).
flüssig	Kein Kauvorgang möglich, die Speise wird im Mund gesammelt und geschluckt.	Feste Nahrungsmittel mit einem leistungsstarken Mixer, evtl. noch durch ein Sieb geben, in eine cremige, flüssige Konsistenz bringen.
luftig	Kein Kau- & Schluckvorgang möglich, Ernährung über eine Sonde / parenterale Ernährung zur basalen Stimulation.	Sojalecithin & Luftpumpe / feiner Diffusor / Milchaufschäumer zur Herstellung von stabiler Luft.

Ungeeignete Lebensmittel	Geeignete Lebensmittel
Uneinheitliche Speisen mit Klümpchen oder Fasern.	Obst- und Gemüseschaum, Milchsuppen & dickflüssige Suppen als Schaum: Obstsäfte, Gemüse, Fleisch, Milch, Fonds.
Speisen mit Klümpchen oder Fasern.	Als Suppe: Obstsäfte, Gemüse, Fleisch, Milch, Fonds.
Luft darf keine festen Rückstände hinterlassen.	Als Luft: Kaffee, Obst- oder Gemüsesäfte.

Auf den nun folgenden Seiten haben wir Ihnen Rezeptideen für vier Konsistenzstufen zusammengestellt.

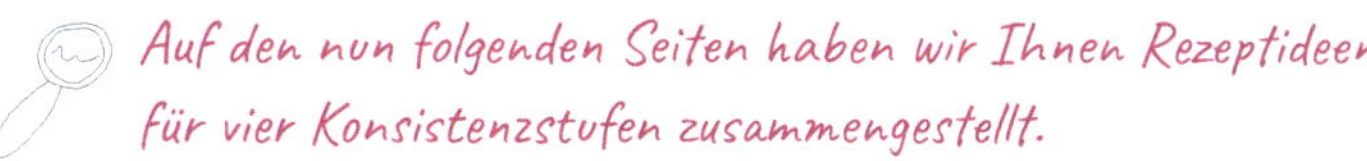

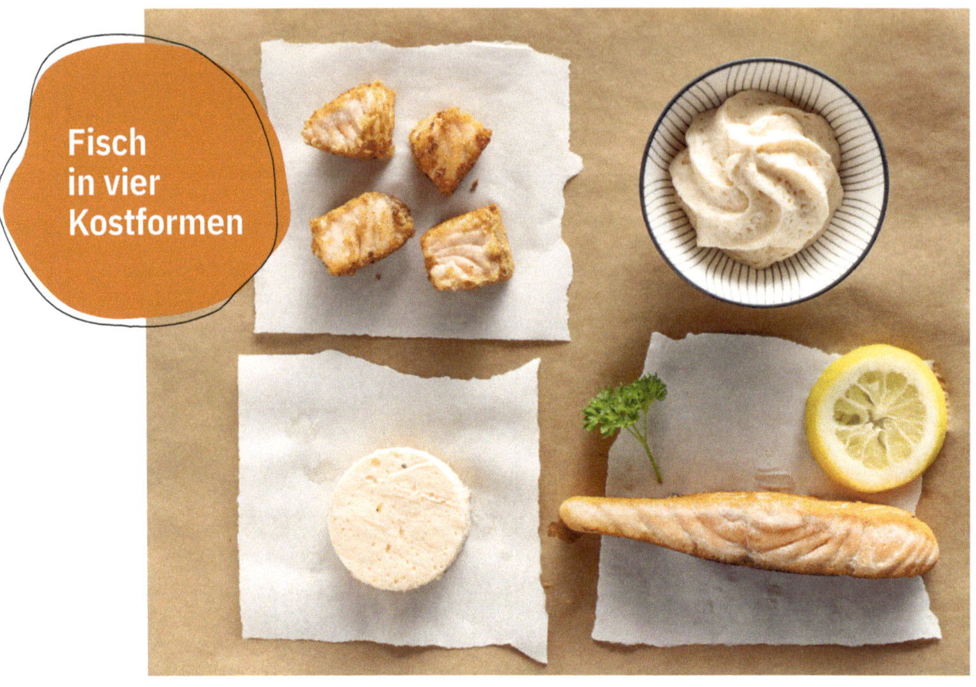

Fisch paniert – für 1,07 kg Gesamtmenge ca. 4 bis 6 Portionen

4 Stück Fischfilets Lachs oder anderes Fischfilet
100 g Reisgrieß oder Maisgrieß
100 g Parmesan gerieben
2 – 3 Eier
50 g Mandelmehl
15 g Zitronensaft
Petersilie (fein gehackt)
Salz
Pfeffer

Die aufgetauten Fischfilets trocken tupfen. Grieß und Parmesan mit der Petersilie mischen. Eier aufschlagen, die Filets salzen, leicht pfeffern und mit Zitronensaft säuern. Anschließend die Filets erst in Mandelmehl wenden, durch das Ei ziehen und zum Schluss mit dem Grieß-Parmesan-Gemisch panieren. Die panierten Fischfilets bei mittlerer Hitze in einer Pfanne anbraten, vorsichtig wenden. Wenn die Panade goldbraun ist, kann der Fisch serviert werden.

Energie	Fett	Kohlenhydrate	Eiweiß	Ballaststoffe	Angaben
182 kcal	8,72 g	7,68 g	17,7 g	921 mg	je 100 g

37,89 g Eiweiß p. Port. 1,97 g Ballaststoffe p. Port.

Gebackene Fischbällchen Fingerfood – für 756 g Gesamtmenge ca. 4 bis 6 Portionen

300 g Buntbarschfilets
20 g Petersilie gehackt
20 g Lauchzwiebeln (fein geschnitten)
20 g Kresse
20 g Zitronensaft
20 g Fischsoße
10 g Sesamöl (geröstet)
50 g Erdnüsse (grob gemahlen)
30 g Semmelbrösel
4 Eier
Salz
Pfeffer (weiß gemahlen)
Bratöl

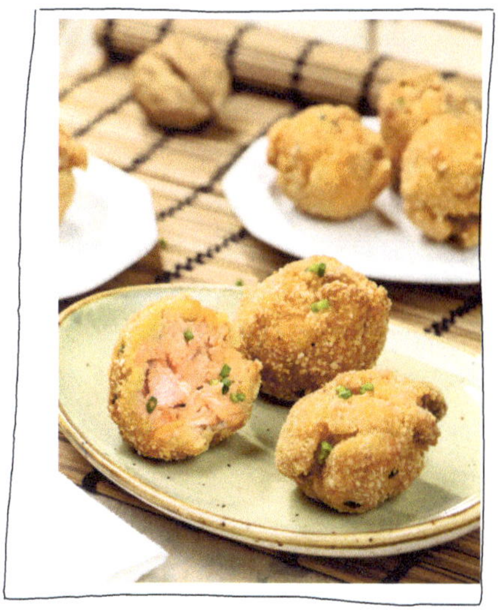

Fischfilet abspülen, mit Küchenkrepp trocken tupfen und fein hacken. Lauchzwiebeln putzen, Petersilie waschen mit der Kresse ebenfalls fein schneiden. Die vorbereiteten Zutaten, Zitronensaft, Fischsoße, Sesamöl verrühren und etwa 1 Stunde im Kühlschrank durchziehen lassen. Den marinierten Fisch in einem Sieb abtropfen lassen und dabei gut auspressen. Aus der Fischmasse mit angefeuchteten Händen etwa 20 Bällchen formen.
Die Erdnüsse mittelfein hacken, mit den Semmelbröseln mischen und in einen tiefen Teller geben. Die Eier in einem zweiten tiefen Teller verquirlen und mit Salz und Pfeffer würzen. Die Fischbällchen zuerst in Ei, dann in der Erdnussmischung wenden. Das Öl in einer Pfanne mit hohem Rand erhitzen (die Temperatur ist richtig, wenn von einem auf den Pfannenboden getauchten Holzlöffel kleine Bläschen aufsteigen). Fischbällchen portionsweise im heißen Öl etwa 5 Min. goldbraun ausbacken. Mit einer Schaumkelle herausnehmen und auf Küchenkrepp abtropfen lassen. Im vorgeheizten Ofen bei etwa 80 °C bis zum Servieren warmhalten.

Energie	Fett	Kohlenhydrate	Eiweiß	Ballaststoffe	Angaben
167 kcal	9,5 g	4,89 g	14,6 g	1,62 g	je 100 g

22,08 g Eiweiß p. Port. **2,45 g Ballaststoffe p. Port.**

Fischfarce für passierte Kost – für 605 g Gesamtmenge ca. 4 bis 6 Portionen

300 g Lachs frisch 5 g jodiertes Salz 300 ml Sahne 10 % Fett 0,2 g Pfeffer weiß

Lachs mit den anderen Zutaten vermengen. Diese Zutaten im Mixer zu einer homogenen Farce mixen. (Bitte nicht zulange, damit die Masse nicht warm wird und gerinnt). Anschließend beliebig in Form bringen (Silikonform oder Terrinen Form), alternativ als Klößchen. Nun wird diese Farce abgedeckt bei 75 °C im Dampf gegart. Je nach Stärke des Produktes sollte man eine Garzeit von 30 Min. ansetzen. Dazu reichen wir eine Kräuter-Parmesanbutter.

Energie	Fett	Kohlenhydrate	Eiweiß	Ballaststoffe	Angaben
150 kcal	10,8 g	2,03 g	11,4 g	1,43 mg	je 100 g

13,79 g Eiweiß p. Port. **1,43 mg Ballaststoffe p. Port.**

Kräuter-Parmesan-Butter – für 260 g Gesamtmenge

100 g Butter 5 g Kresse 5 g Petersilienblatt 5 g Parmesan

Die Butter in einer nicht zu heißen Pfanne bräunen, anschließend mit den restlichen Zutaten sehr fein mixen. Für solche kleinen Portionen reicht eine Moulinette / Smoothiemixer-Blender aus. Wichtig! Es dürfen keine Stücke in der Butter bleiben.

Energie	Fett	Kohlenhydrate	Eiweiß	Ballaststoffe	Angaben
317 kcal	32,9 g	1,8 g	3,45 g	2,11 g	je 100 g

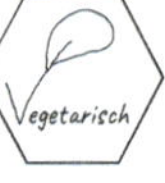

Espuma vom Fisch – für 528 g Gesamtmenge

Bei diesem Rezept spielt die Fischsorte keine Rolle.

160 g Lachs frisch
2 g jodiertes Salz
200 ml Fischbrühe
100 ml Sahne 10 % Fett
1 g Pfeffer weiß
50 g Butter
5 g Kresse frisch
5 g Petersilienblatt
5 g Parmesan
mind. 30 % Fett i. Tr.

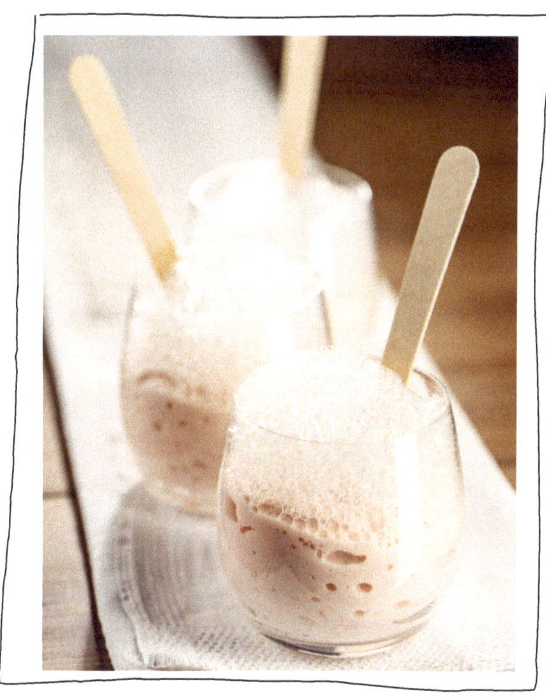

Mit Schaumkost allein kann der Energiebedarf nicht gedeckt werden. Daher sind bei den Espumas keine Portionen vorgegeben, hier können Schäume als Geschmackserlebnis in kleineren Mengen eingesetzt werden.

Alle Zutaten miteinander aufkochen, sehr fein mixen, durch ein feines Sieb streichen und anschließend mit 1,5 großem Dosierlöffel Spuma der Firma Biozoon verrühren. Diese Masse heiß in einen Gourmet Whip von ISI füllen, schließen und mit einer Patrone begasen. Kräftig schütteln, 10 Min. stehen lassen dann warm servieren.

Energie	Fett	Kohlenhydrate	Eiweiß	Ballaststoffe	Angaben
168 kcal	13,6 g	1,24 g	9,5 g	181 mg	je 100 g

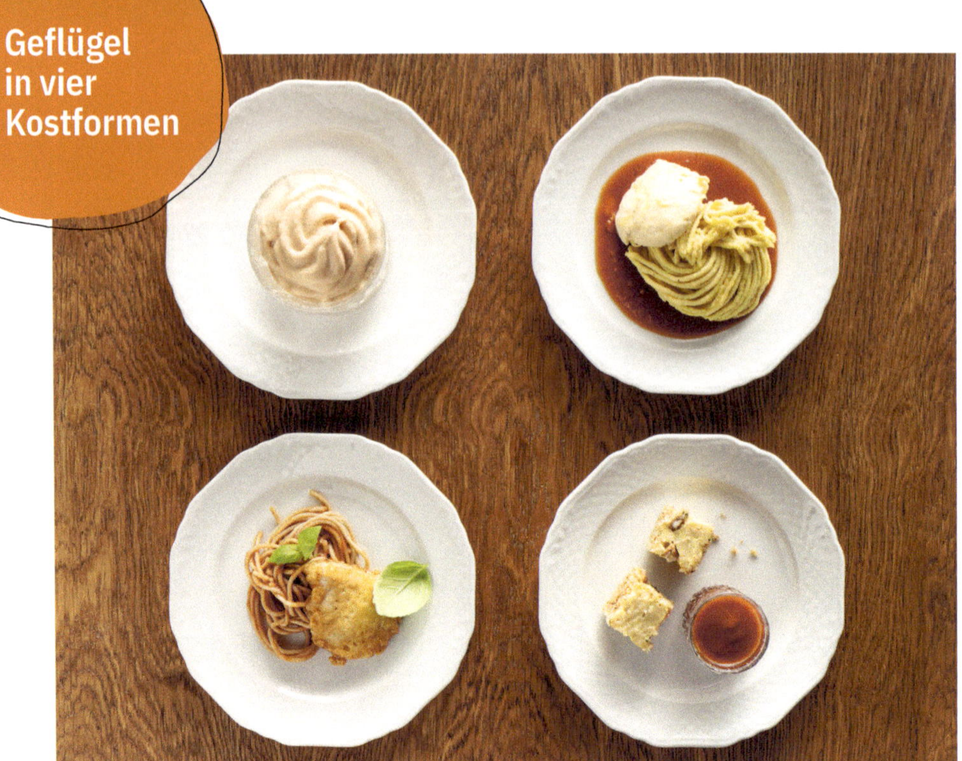

Hähnchen-Piccata „Mailänder Art" mit Vollkornspaghetti – für 2,27 kg Gesamtmenge ca. 4 bis 6 Portionen

600 g Hähnchenschnitzel
500 g Spaghetti
30 g Olivenöl
50 g Tomatenmark
150 g Parmesan, gerieben
30 g Zwiebel(n)
4 g Knoblauch
4 Eier
100 g Dinkelmehl
2 g Oregano
500 g Tomatenwürfel Konserve
50 g Rapsöl
Basilikum, frisch
Salz und Pfeffer
5 g Zucker

Die Eier aufschlagen, mit Salz und Pfeffer gut verquirlen, danach so viel Parmesan dazugeben, bis eine sämige Masse entsteht. Es kann passieren, dass der Käse noch etwas nachzieht, gießen sie dann einfach Milch dazu, um die gewünschte Konsistenz wiederherzustellen. In einer Pfanne reichlich Olivenöl erhitzen (mind. 0,5 cm hoch). Das Fleisch nicht würzen! Die Schnitzel zuerst in Mehl wenden, dann durch die Ei-Parmesan-Mischung ziehen und in die Pfanne geben. Die Schnitzel nach 1 – 2 Min. wenden und goldgelb braten. Die Schnitzel in eine Auflaufform geben und im Backofen bei 100 °C warmstellen. Die Zwiebel schälen, halbieren und in feine Streifen schneiden, den Knoblauch schälen und in kleine Würfel schneiden. Diese Zutaten in etwas Butter anschwitzen, ohne Farbe nehmen zu lassen, Tomatenwürfel zu den angeschwitzten Zutaten geben, pfeffern und salzen,

Oregano, Zucker und Tomatenmark dazugeben, alles kurz durchschwenken, beiseitestellen. Jetzt die Spaghetti im Salzwasser kochen. Die Spaghetti zu den Tomaten in die Pfanne schütten, alles vermengen. Vom Kochwasser 5 Esslöffel hinzufügen, wenn nötig auch mehr, so bleibt alles schön geschmeidig. Die Spaghetti mit den Schnitzeln anrichten und servieren.

Energie	Fett	Kohlenhydrate	Eiweiß	Ballaststoffe	Angaben
207 kcal	8,36 g	17,5 g	13,9 g	2,99 g	je 100 g

63,11 g Eiweiß p. Port. **13,57 g Ballaststoffe p. Port.**

Spaghetti-Piccata-Sticks – für 1,63 kg Gesamtmenge ca. 6 bis 8 Portionen

2 g Basilikum frisch
5 g jodiertes Salz
300 g gegrillte Hähnchenbrustwürfel
4 Eier
300 g Vollkornspaghetti gegart
8 g Paniermehl
100 g Bratöl

Für die Bechamelsoße:
30 g Butter
50 g Dinkelmehl
400 ml Milch
3 Hühnereiweiß
Jodsalz und Zucker
2 g Basilikum fein geschnitten
Oregano

Die Butter in einem Topf bei mittlerer Hitze zerlassen. 50 g Dinkelmehl darin anschwitzen. Die Milch einrühren und unter ständigem Rühren zum Kochen bringen. Vom Herd nehmen. Das Eiweiß in einen Mixer geben und die Soße langsam nach und nach zugeben und glattrühren. Mit Jodsalz, Zucker, Oregano und Basilikum würzen. Bechamelsoße mit den Hähnchenbrustwürfeln und den gekochten Spaghetti mischen, die Masse in eine Form mit Klarsichtfolie ca. 1,5 cm hoch schichten und festdrücken. Wenn diese erkaltet ist, die Eier aufschlagen, das Paniermehl bereitstellen. Spaghetti-Masse aus der Form stürzen, in ein Bissen große Stücke / Sticks schneiden (1,5 x 1,5 cm), erst in Ei und anschließend im Paniermehl wenden. Anschließend im heißen Öl ausbacken oder frittieren. Mit Tomatensauce (siehe Rezept Tomatensauce zur Piccata) in einer Tasse oder Glas als Fingerfood servieren.

Energie	Fett	Kohlenhydrate	Eiweiß	Ballaststoffe	Angaben
170 kcal	9,54 g	12 g	8,51 g	1,42 g	je 100 g

19,82 g Eiweiß p. Port. **3,31 g Ballaststoffe p. Port.**

Tomatensauce zur Piccata – für 403 g Gesamtmenge ca. 4 bis 6 Portionen

300 g Tomaten Konserve, nicht abgetropft
20 g Margarine
30 g Tomatenmark
1 g Basilikum frisch
5 g jodiertes Salz
5 g Zucker weiß
40 g Zwiebeln
2 g Knoblauch roh

Die Zwiebel fein würfeln, Knoblauch klein schneiden, zusammen in der Margarine anschwitzen, anschließend die restlichen Zutaten hinzugeben und gut 10 Min. köcheln lassen. Sehr fein mixen und zur Piccata mit gelierten Spaghetti servieren. Sollten Sie grüne Akzente als Garnitur verwenden wollen, können sie vorab schon Kräuter, etwas Olivenöl, Wasser und Gewürze wie ein Pesto sehr fein mixen, ggf. mit einem Kaltbinder andicken und in Tröpfchenform am Teller garnieren.

Energie	Fett	Kohlenhydrate	Eiweiß	Ballaststoffe	Angaben
58,3 kcal	4,3 g	3,53 g	824 mg	1 g	je 100 g

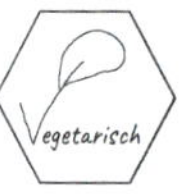

Hähnchen-Piccata passierte Kost – für 705 g Gesamtmenge ca. 4 bis 6 Portionen

200 g Hähnchenbrustfilet
300 ml Sahne 10 % Fett
5 g jodiertes Salz
0,3 g Pfeffer weiß
30 g Parmesan mind. 30 % Fett i. Tr.
2 Eier
20 ml Sahne 30 % Fett
30 g Butter

Alle Zutaten gut gekühlt in den Mixer geben und auf höchster Stufe zu einer geschmeidigen Farce verarbeiten. Anschließend mit Hilfe eines Eisportionierers kleine Kugeln auf ein gefettetes Blech setzen. Bitte vier Zentimeter Abstand zum Nachbarn lassen. Anschließend das Blech leicht aufschlagen, somit nehmen die Kugeln die Form von kleinen Schnitzeln an. Abgedeckt bei 75 °C im Dampf werden diese Schnitzel nun ca. 8 – 10 Min. gegart. In der Zwischenzeit das Ei mit dem Parmesan und der Sahne zu einer Panierung aufschlagen. Die fertig gegarten Schnitzel sehr kurz in einer nicht zu heißen Pfanne mit etwas Butter von beiden Seiten anziehen lassen, anschließend mit den gelierten Spaghetti und Tomatensauce servieren.

Energie	Fett	Kohlenhydrate	Eiweiß	Ballaststoffe	Angaben
178 kcal	13,6 g	2,2 g	12 g	20,6 mg	je 100 g

3,33 g Eiweiß p. Port. **5,01 g Ballaststoffe p. Port.**

Vollkornspaghetti passierte Kost – für 1,05 kg Gesamtmenge ca. 8 bis 10 Portionen

500 g Vollkornspaghetti weichgekocht
300 ml kaltes Wasser
200 ml Rapsöl
40 g GELEAcold
Salz
Muskat

Die gekochten Spaghetti mit kaltem Wasser und dem Öl 5 Min. sehr fein mixen. Bei Bedarf mit etwas Salz und Muskat würzen. GELEAcold zugeben und 20 Sek. weiter mixen. Die hergestellte Masse mit einer Spätzle- / Kartoffelpresse oder einem Spritzbeutel mit Spaghetti-Tülle dekorativ auf einem Tablett oder GN Blech zu Nestern ausformen und über Nacht einfrieren. Tipp: TK-Spaghetti lassen sich besser verarbeiten und werden lockerer und cremiger! Hierzu einfach am Vortag die Spaghetti kochen kurz anfrieren und verarbeiten.

Energie	Fett	Kohlenhydrate	Eiweiß	Ballaststoffe	Angaben
254 kcal	19,7 g	14,8 g	2,85 g	4,36 g	je 100 g

3,33 g Eiweiß p. Port. **5,01 g Ballaststoffe p. Port.**

Piccata-Espuma – für 550 g Gesamtmenge ca. 4 bis 6 Portionen

100 g Hähnchen Piccata
50 g Frischkäse mind. 50 % Fett i. Tr.
100 g Vollkornteigwaren gekocht
300 g Tomatensauce zur Piccata

Alle Zutaten im Mixer sehr fein mixen und anschließend durch ein feines Sieb streichen. Diese Masse mit 1,4 großen Dosierlöffeln Spuma der Firma Biozoon verrühren und direkt in einen 1 / 2 l Gourmet Whip füllen. Mit einer Patrone begasen, kräftig schütteln und bis zum Service warm stellen. Der Espuma wird in schönen Gläsern angerichtet.

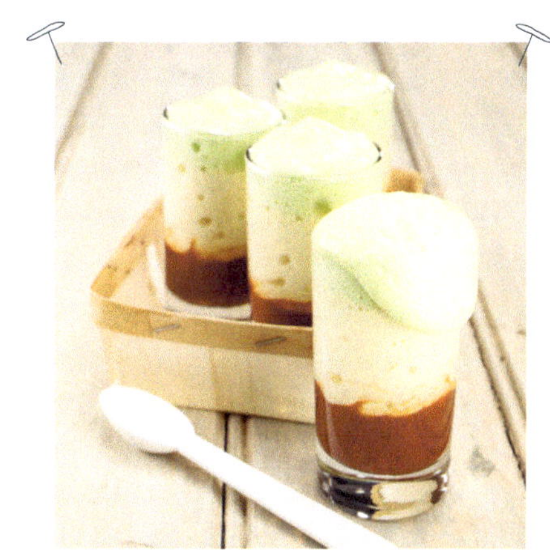

Energie	Fett	Kohlenhydrate	Eiweiß	Ballaststoffe	Angaben
115 kcal	5,57 g	10,2 g	4,94 g	2,02 g	je 100 g

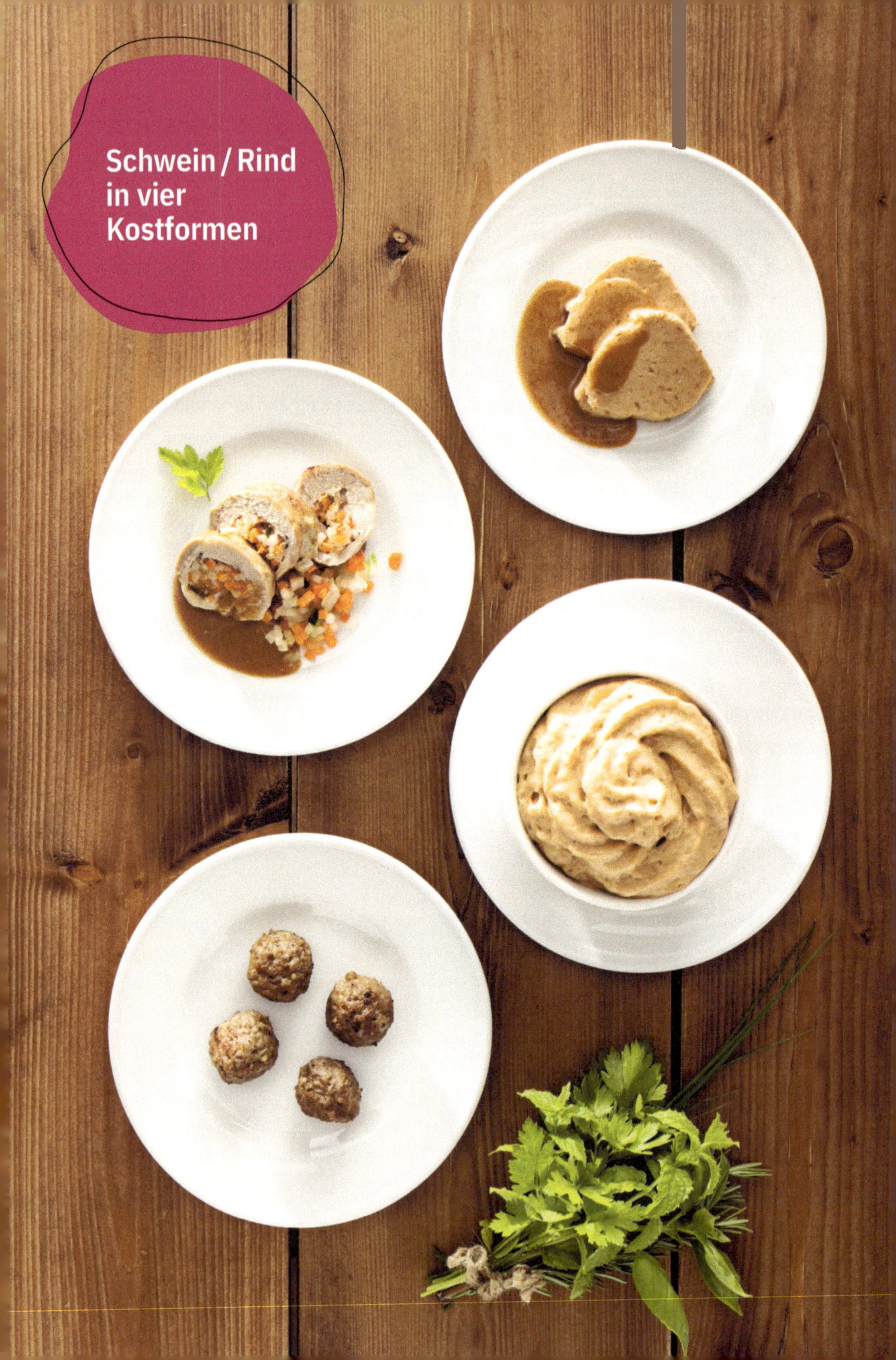
Schwein / Rind
in vier
Kostformen

Braten vom Schweinenacken oder Rind – für 1,34 kg Gesamtmenge ca. 6 bis 8 Portionen

1 kg Schwein oder Rind Nacken (Kamm)
300 g Zwiebeln
10 g Salz
1 g Pfeffer
20 g Senf
2 Zehen Knoblauch

Das Fleisch salzen, pfeffern und mit Senf einreiben. Anschließend den Braten in einen Bräter umfüllen und nun die grob gewürfelten Zwiebeln und den Knoblauch dazugeben. Etwas kaltes Wasser in den Behälter geben und im Backofen bei 180 °C ca. 60 Min. schmoren lassen. Danach weitere 30 Min. bei 200 °C. Regelmäßig kontrollieren, ob noch etwas Wasser dazugegeben werden muss. Ist der Braten weich geschmort, herausnehmen und im Backofen warmhalten. Währenddessen aus dem Fond die Soße herstellen. Serviervorschlag (gefüllt mit Wurzelgemüse).

Energie	Fett	Kohlenhydrate	Eiweiß	Ballaststoffe	Angaben
171 kcal	12,5 g	1,32 g	13,5 g	345 mg	je 100 g

25,84 g Eiweiß p. Port. **0,66 g Ballaststoffe p. Port.**

Braten vom Schwein oder Rind in Fingerfood-Bällchen / Frikandel – für 683 g Gesamtmenge ca. 4 bis 6 Portionen

500 g Schweinenacken oder Rind

1 Ei

100 g Zwiebel fein gewürfelt

5 g Salz

0,5 g Pfeffer

5 g Senf mittelscharf

Petersilienblatt fein geschnitten

Knoblauch fein gewürfelt

Bratöl

Das Fleisch durch die feine Scheibe vom Fleischwolf lassen. Zwiebeln & Knoblauch fein würfeln, in etwas Öl glasig dünsten und mit den restlichen Zutaten zum Hackfleisch geben. Probebällchen backen ggf. noch mal nachschmecken. Aus der Masse mit angefeuchteten Händen etwa 20 Bällchen formen. Diese dann in einer Pfanne oder im Frittier-Topf ausbacken.

Energie	Fett	Kohlenhydrate	Eiweiß	Ballaststoffe	Angaben
178 kcal	13 g	1,13 g	14,2 g	0,29 g	je 100 g

19,4 g Eiweiß p. Port. **0,4 g Ballaststoffe p. Port.**

Braten vom Schweinenacken oder Rind passierte Kost – für 1,01 kg Gesamtmenge ca. 10 bis 12 Portionen

300 g Schweinenacken od. Rind gewürfelt
Zwiebel grob gewürfelt
2 g Salz
0,2 g Pfeffer
3 g Senf
1 g Knoblauch
700 ml Bratenfond
40 g GELEAcold

Das Fleisch scharf anbraten, die Zwiebel dazugeben und weiter schmoren, mit Salz, Pfeffer und Senf abschmecken. Knoblauch und Bratenfond zufügen und für eine halbe Stunde köcheln lassen. Anschließend alles fein mixen, 40 g GELEAcold der Firma Biozoon zugeben und noch einmal gut mixen, anschließend in entsprechende Formen füllen und über Nacht einfrieren. Am nächsten Tag können diese geformten Fleischstücke im Dampf bei 100 °C gegart werden. Bitte darauf achten, dass die Portionen abgedeckt gegart werden, um nicht unnötig Wasser zu ziehen. Die Garzeit richtet sich nach der Stärke der Formgebung.

Energie	Fett	Kohlenhydrate	Eiweiß	Ballaststoffe	Angaben
99,5 kcal	6,05 g	3,65 g	7,44 g	408 mg	je 100 g

6,83 g Eiweiß p. Port. **0,38 g Ballaststoffe p. Port.**

Braten vom Schweinenacken- oder Rind-Espuma – für 693 g Gesamtmenge

100 g Schweinenacken od. Rind gewürfelt
30 g Zwiebel grob gewürfelt
1 g Salz
0,1 g Pfeffer
3 g Senf
1 g Knoblauch
50 g Butter
500 ml Bratenfond
1,4 große Dosierlöffel Spuma Instand (Biozoon)

Das Fleisch in etwas Öl scharf anbraten, die Zwiebel dazugeben und weiterschmoren, mit Salz, Pfeffer und Senf abschmecken. Knoblauch, Butter und Bratenfond zufügen und für eine halbe Stunde köcheln lassen. Anschließend alles fein mixen, durch ein Sieb streichen, mit 1,4 großen Dosierlöffeln Spuma der Firma Biozoon aufrühren, anschließend in einen 1 L Gourmet Whip der Firma ISI füllen, mit zwei Patronen begasen, kräftig schütteln und nach 10 Min. warm servieren.

Energie	Fett	Kohlenhydrate	Eiweiß	Ballaststoffe	Angaben
125 kcal	9,75 g	4,21 g	5,22 g	409 mg	je 100 g

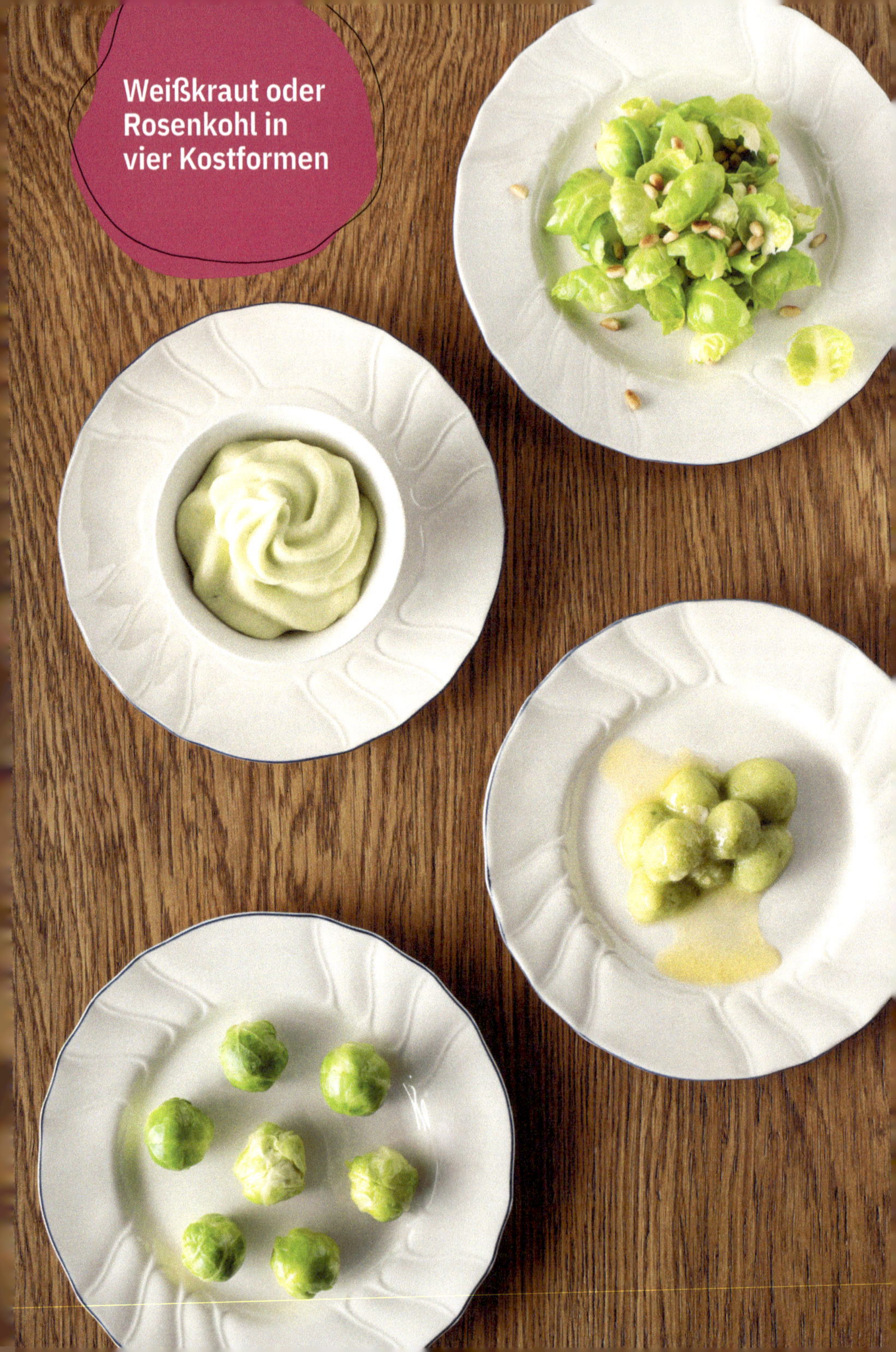
Weißkraut oder
Rosenkohl in
vier Kostformen

Weißkrautgemüse oder Rosenkohl als Normalkost – für 615 g Gesamtmenge ca. 4 bis 6 Portionen

500 g Weißkraut oder Rosenkohl
10 g Rapsöl
30 g Zwiebel fein gewürfelt
10 g Zucker
Prise Pfeffer
5 g Salz
optional Kümmel
20 ml Weißweinessig
20 ml Wasser
30 g Sonnenblumenöl

Den Weißkrautkopf von den äußeren Blättern befreien, dann vierteln und in schmale Streifen hobeln oder schneiden. Die harten Strünke und auch sehr dicke Blattrippen können entfernt werden.
Die Zwiebelwürfel in 10 g Rapsöl glasig dünsten, die Weißkrautstreifen dazugeben, mit Zucker, Pfeffer, Salz und Kümmel würzen, Essig und Wasser zufügen, einmal durchmischen und das Gemüse mit Deckel bei milder Hitze etwa 5 Min. sanft garen.
Nach dieser Zeit den Deckel entfernen, die Hitze stark erhöhen und das Gemüse unter häufigem Wenden noch ein paar Min. fertiggaren (bis alle Flüssigkeit verdampft ist) und den Herd ausschalten. Jetzt 30 g Sonnenblumenöl unterheben, noch einmal kräftig mit Pfeffer abschmecken und servieren.
Wenn Sie Rosenkohl verwenden, wird dieser geputzt und blanchiert, alternativ noch in einzelne Blätter gezupft, anschließend wie oben beschrieben mit den Zwiebeln in Öl angeschwitzt und gewürzt.

Energie	Fett	Kohlenhydrate	Eiweiß	Ballaststoffe	Angaben
84,4 kcal	6,67 g	3,69 g	1,2 g	2,51 g	je 100 g

1,48 g Eiweiß p. Port. **3,09 g Ballaststoffe p. Port.**

Vegan

laktosefrei

Weißkrautgemüse- oder Rosenkohl-Fingerfood – für 865 g Gesamtmenge ca. 6 bis 8 Portionen

250 g Weißkrautgemüse, siehe Rezept Weißkrautgemüse

4 Eier
50 g Reis- oder Hirsegrieß
etwas Margarine für die Form
250 g Magerquark
5 g Backpulver
1 Prise Salz

Alternativ Rosenkohl ohne die oben genannten Zutaten verwenden.

Alle oben genannten Zutaten miteinander mischen. Auflaufform fetten, Masse einfüllen und je nach Stärke für ca. 30 – 50 Min. bei 160 °C im Ofen backen. Sollte der Auflauf zu viel Farbe bekommen, bitte mit Backpapier abdecken.
Die einfache Art ist Rosenkohl zu blanchieren und in kleinen Röschen fingerfoodgerecht anzurichten.

Energie	Fett	Kohlenhydrate	Eiweiß	Ballaststoffe	Angaben
143 kcal	9,31 g	7,04 g	7,29 g	1,01 g	je 100 g

9,01 g Eiweiß p. Port. **1,25 g Ballaststoffe p. Port.**

Vegetarisch

Weißkrautgemüse oder Rosenkohl passierte Kost – für 865 g Gesamtmenge ca. 10 bis 12 Portionen

250 g Weißkrautgemüse, siehe Rezept Weißkrautgemüse, optional Rosenkohl

4 Eier
50 g Reis- oder Hirsegrieß
1 Prise Salz
250 g Magerquark
etwas Margarine für die Form

Alles fein mixen. Die Rosenkohlmasse in eine Kugel-Silikonform geben, um sie im Dampfgarer oder mit Haushaltsklarsichtfolie abgedeckt bei 95 °C Umluft im Wasserbad im Backofen zu stocken. Die Masse auskühlen lassen. Das Gemüse kann vor dem Servieren wieder auf bis zu 70 °C erwärmt werden.

Energie	Fett	Kohlenhydrate	Eiweiß	Ballaststoffe	Angaben
143 kcal	9,31 g	7,04 g	7,29 g	1,01 g	je 100 g

5,73 g Eiweiß p. Port. **0,79 g Ballaststoffe p. Port.**

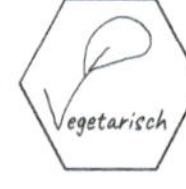

Weißkrautgemüse- oder Rosenkohl-Espuma – für 796 g Gesamtmenge

180 g Kartoffeln gegart

50 g Butter

180 g Spitzkohl oder Rosenkohl gedünstet

200 ml Sahne 30 %

30 g Speckwürfel geräuchert

30 g Zwiebel

1 Msp. Muskatnuss

5 g Salz

1,4 große Dosierlöffel

Spuma Instand (Biozoon)

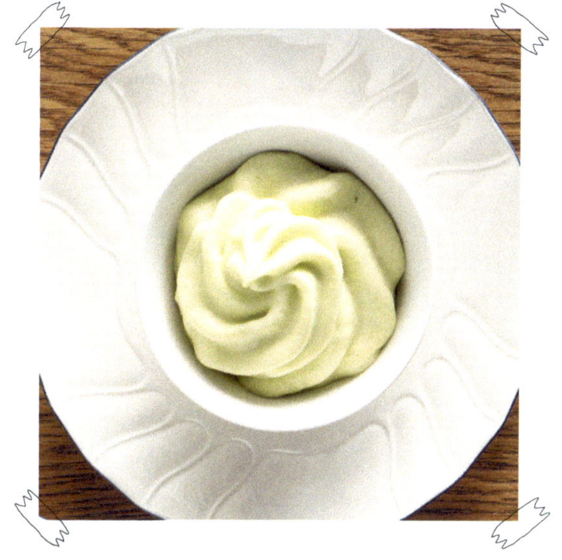

Kartoffeln im Salzwasser kochen, wenn diese gar sind 150g Kartoffelwasser aufheben und den Rest abschütten. Zwiebel würfeln und mit dem Speck anbraten. Anschließend alle Zutaten bis auf das das Spuma Instant sehr fein mixen, die flüssige Butter hinzugeben, die Masse noch einmal mit Salz und Muskat abschmecken und durch ein feines Sieb streichen. Jetzt die Masse mit dem SPUMA instant verrühren und in einen 1 l Whiper füllen, begasen, warm stellen, bei Bedarf servieren.

Energie	Fett	Kohlenhydrate	Eiweiß	Ballaststoffe	Angaben
155 kcal	13,9 g	5,11 g	2,26 g	756 mg	je 100 g

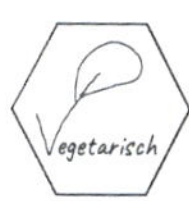

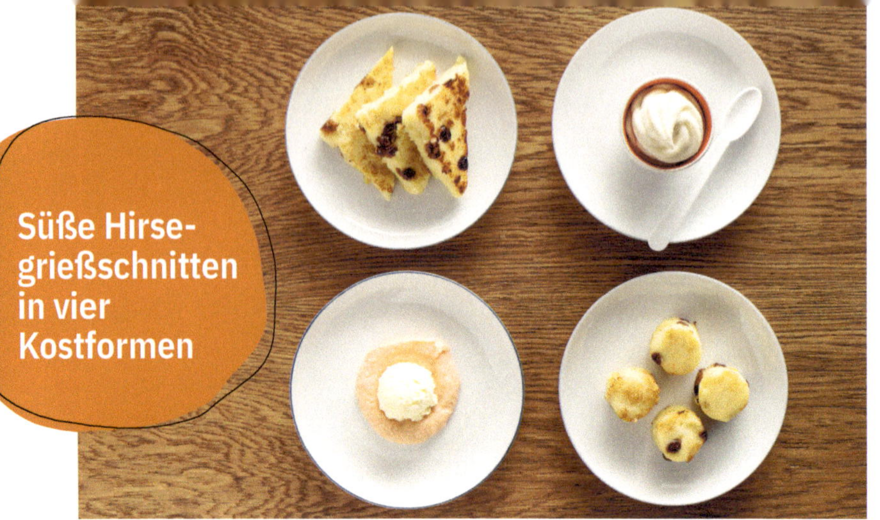

Süße Hirsegrießschnitten in vier Kostformen

Hirsegrießschnitten Normalkost und Fingerfood – für 1,89 kg Gesamtmenge ca. 10 bis 12 Portionen

500 ml Milch	250 g Hirsegrieß	20 g Margarine	10 g Zitronensaft
500 ml Kochsahne 15 %	60 g Zucker	20 g Zucker	20 g Rosinen
1 Prise Salz	500 g Äpfel	10 g Rapsöl	1 Prise Zimt

Zunächst Milch und Sahne mit einer kleinen Prise Salz und 60 g Zucker zum Kochen bringen, den Hirsegrieß unter ständigem Rühren einrieseln lassen und die Hitze dabei reduzieren. Ist der Hirsebrei eingedickt, wird er in eine Kastenform gefüllt, wo man ihn auskühlen lässt. Inzwischen werden die Äpfel geschält und vom Kerngehäuse befreit in kleine Würfel geschnitten. Diese mit dem Zitronensaft vermischen, damit sie nicht braun werden. Nun den Ofen auf ca. 80 °C zum Warmhalten aufheizen und die Form mit dem Hirsegrieß stürzen. Nun den Ofen auf ca. 80 °C zum Warmhalten aufheizen und die Form mit dem Hirsegrieß stürzen. Anschließend ca. 1 – 2 Zentimeter dicke Scheiben herunterschneiden. Diese werden in Rapsöl in einer beschichteten Pfanne von beiden Seiten kurz goldbraun angebraten. Anschließend die Schnitten im Ofen warmhalten und in Margarine den Zucker karamellisieren. Darin die Apfelwürfel anschwitzen und mit Rosinen und Zimt verfeinern. Zum Schluss die Hirseschnitten anrichten und mit den Äpfeln bedeckt servieren. Für Fingerfood werden die Hirsegrießschnitten in 1 x 1 cm große Würfel geschnitten.

Energie	Fett	Kohlenhydrate	Eiweiß	Ballaststoffe	Angaben
159 kcal	7,47 g	19,2 g	3,2 g	1,03 g	je 100 g

5,5 g Eiweiß p. Port. **1,77 g Ballaststoffe p. Port.**

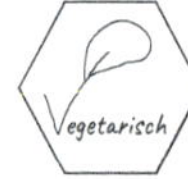

Hirsegrießschnitten passierte Kost – für 693 g Gesamtmenge ca. 6 bis 8 Portionen

80 g Hirsemehl
150 ml Milch 3,5 % Fett
150 ml Sahne 30 % Fett
200 g Apfel roh
12 g Rosinen
10 g Margarine
30 g Zucker weiß
1 Ei roh
Prise Salz

Die Rosinen ca. 10 Min. mit kochendem Wasser überbrühen, anschließend abschütten. Die Äpfel würfeln, mit den Rosinen in der Butter anschwitzen und anschließend sehr fein mixen. Die Milch mit der Sahne, der Prise Salz und dem Zucker aufkochen, das Hirsemehl einstreuen und weiter köcheln lassen, im letzten Drittel Kochzeit kommt der Apfel-Rosinen-Mix hinzu. Wenn die Masse nicht mehr kocht, aber noch sehr heiß ist, das geschlagene Ei unterheben. In eine Form füllen, kaltstellen. Vor dem Service in Scheiben schneiden und diese mit einer braunen Butter servieren.

Energie	Fett	Kohlenhydrate	Eiweiß	Ballaststoffe	Angaben
184 kcal	9,86 g	20,2 g	3,09 g	905 mg	je 100 g

3,06 g Eiweiß p. Port. 0,9 g Ballaststoffe p. Port.

Hirse-Espuma – für 561 g Gesamtmenge

250 ml Milch 3,5 % Fett ultrahocherhitzt
250 ml Sahne 30 % Fett
30 g Zucker weiß
1 g Vanilleschote
30 g Hirsemehl

Die Vanilleschote auskratzen und das Mark zur Milch geben. Milch mit der Sahne und dem Zucker, Vanillemark aufkochen und anschließend das Hirsemehl unterrühren und einen Moment köcheln lassen. Anschließend diese Masse in eine 1 / 2 l Whiperflasche füllen, mit einer Patrone begasen. Heiß oder kalt servieren.

Energie	Fett	Kohlenhydrate	Eiweiß	Ballaststoffe	Angaben
205 kcal	15,9 g	13 g	2,79 g	0,15 g	je 100 g

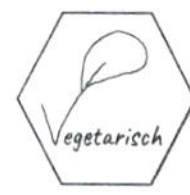

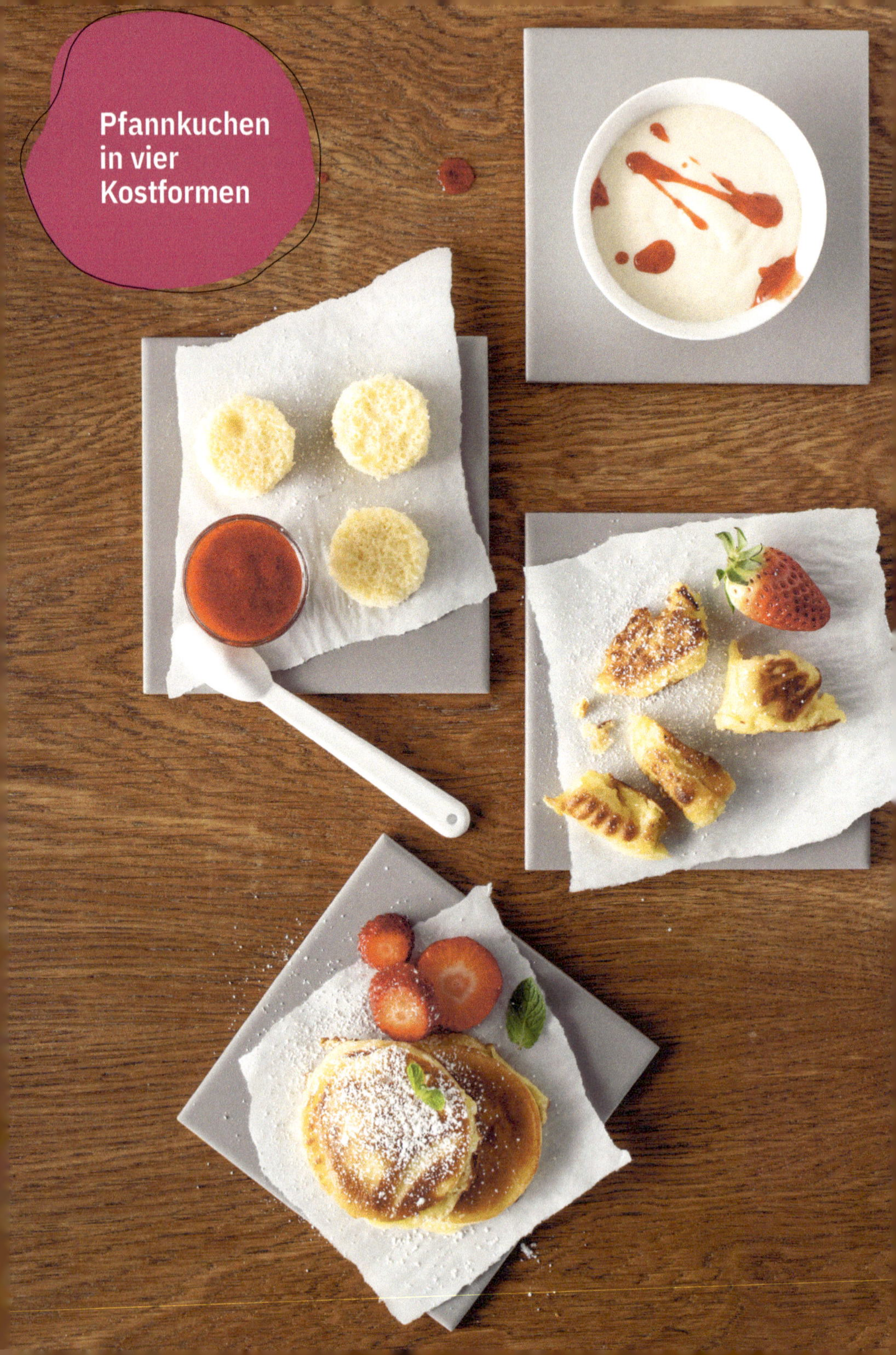
Pfannkuchen
in vier
Kostformen

Pfannkuchen (Crêpes) für Normalkost und Fingerfood – für 551 g Gesamtmenge ca. 4 Portionen

4 Eier
120 ml Milch
60 g Magerquark
70 g Hirsemehl
oder Kartoffelstärke
20 g Zucker
1 Prise Salz
Rapsöl für die Pfanne

Zutaten in einer mittelgroßen Schüssel mit einem Schneebesen verrühren. Eine beschichtete Bratpfanne leicht fetten und erhitzen. Teig portionsweise hineingeben und von beiden Seiten goldgelb ausbacken. Die Quark-Pfannkuchen schmecken pur oder mit Marmelade, Puderzucker und frischen Beeren.

Energie	Fett	Kohlenhydrate	Eiweiß	Ballaststoffe	Angaben
203 kcal	12,3 g	15,1 g	7,89 g	254 mg	je 100 g

10,9 Eiweiß p. Port. **0,35 g Ballaststoffe p. Port.**

Vegetarisch

glutenfrei

Pfannkuchen aus Wiener Masse passierte Kost – für 660 g Gesamtmenge ca. 4 bis 6 Portionen

5 Eier getrennt	8 g Vanillezucker	6 g Backpulver
40 ml kaltes Wasser	120 g Dinkelmehl	1 Prise Salz
175 g Zucker	80 g Speisestärke	50 g flüssige Butter

Eine Springform (26 cm Durchmesser) mit Klarsichtfolie auslegen. Der Boden wird nicht wie gewöhnlich gebacken, sondern mit Klarsichtfolie abgedeckt gedämpft. Den Backofen auf 90 °C Dampf vorheizen.

Mehl und Speisestärke abwiegen, zusammen mit Backpulver vermischen. Zucker ebenfalls abwiegen, Vanillezucker unterheben. Eier in Eiweiß und Eidotter trennen, dabei das Eiweiß gleich in eine große Rührschüssel einfüllen, die Eidotter in eine Tasse oder kleine Schüssel geben. Die Eiweiße zusammen mit einer Prise Salz und 4 EL kaltem Wasser mit dem elektrischen Handmixer zu festem Eischnee schlagen. Danach in zwei bis drei Portionen den Zucker einrieseln lassen, weiterrühren, bis ein dickschaumiger Eierschnee entstanden ist. In etwa zwei Etappen die Eidotter ebenfalls mit einrühren. Nun mit einem Schneebesen weiterarbeiten. Das Mehlgemisch in ein Mehlsieb einfüllen und in mehreren Schritten hinzugeben, dabei das Mehl mit dem Schneebesen locker unter den Eierschaum unterheben, bis alles verarbeitet ist. Zuletzt die lauwarme flüssige Butter darüber gießen und mit dem Schneebesen vorsichtig unterziehen. Diesen schaumigen Biskuitteig nun sofort in die vor bereitete Kuchenform einfüllen, an der Oberseite etwas glattstreichen, in den vorgeheizten Ofen einschieben und ca. 20 Min. dämpfen.

Dämpfen Sie mehrere dünne Böden, da sich diese nicht wie bei einem normalen Bisquit aufschneiden lassen. Anschließend mit etwas Puderzucker bestreuen und mit einem Fruchtmus servieren.

Energie	Fett	Kohlenhydrate	Eiweiß	Ballaststoffe	Angaben
274 kcal	10,7 g	37,1 g	6,99 g	448 mg	je 100 g

9,23 g Eiweiß p. Port. **0,59 g Ballaststoffe p. Port.**

Vegetarisch

Pfannkuchen-Espuma auf Erdbeerpüree – für 622 g Gesamtmenge ca. 4 bis 6 Portionen

2 Eier
50 ml Milch
150 ml Küchensahne 10 %
100 ml Orangen- oder Multivitaminsaft
30 g Hirsemehl
30 g Zucker
1 Prise Salz
20 g Butter zum Abbacken
1,4 große Dosierlöffel Spuma (Biozoon)
120 g Erdbeerpüree optional eigene Herstellung

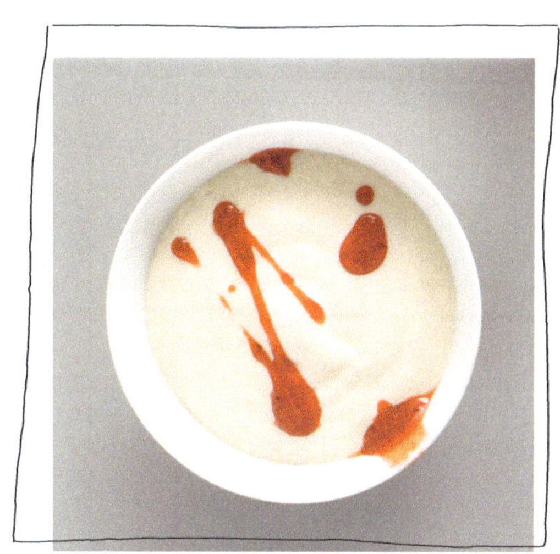

Die Sahne, den Orangensaft und Spuma und das Erdbeerpüree zur Seite stellen. Die restlichen Zutaten in einer mittelgroßen Schüssel mit einem Schneebesen verrühren. Eine beschichtete Bratpfanne leicht fetten und erhitzen. Teig portionsweise hineingeben und von beiden Seiten goldgelb ausbacken. Anschließend werden diese Pfannkuchen mit der Sahne und dem Orangensaft sehr fein gemixt und durch ein feines Sieb gestrichen. Danach wird 1,4 Dosierlöffel Spuma der Firma Biozoon eingerührt und die Masse in einen Gourmet Whip ISI eingefüllt und mit einer Patrone begast. Kräftig schütteln, bis zum Service warm stellen. Das Erdbeerpüree in kleine Gläser füllen und das Espuma darauf servieren.

Energie	Fett	Kohlenhydrate	Eiweiß	Ballaststoffe	Angaben
172 kcal	7,87 g	20,6 g	4,11 g	0,43 g	je 100 g

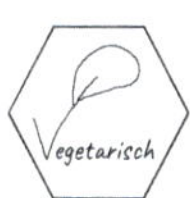

Konsistenzstufen der Getränke

Eine Andickung von Flüssigkeiten ist für Patienten*innen mit einer Schluckstörung sehr wichtig, da hierdurch die Fließfähigkeit des Nahrungsmittels oder Getränks beeinflusst und verlangsamt wird. Der Betroffene erhält dadurch die Möglichkeit, selbst die Flüssigkeit im Mundraum wahrzunehmen und den Schluckreflex auszulösen. Wichtig ist es, die Dosieranleitung des Andickungsmittels zu beachten. Für ein schnelleres Ergebnis kann ein Schüttelbecher zum Vermischen von Getränk und Pulver verwendet werden.

Konsistenzstufe	Indikation / Anzeichen	Geeignet
Dünnflüssig	Bei leichten Schluckstörungen ist Trinken durch den Strohhalm möglich.	Getränke leicht andicken, Milch / Milchshakes die ggf. angedickt werden, Fruchtnektar, sämige Frucht- oder Gemüsesäfte, Eiscreme.
Nektarartig	Bei mittelschweren Schluckstörungen. Flüssigkeiten können aus einem Becher, jedoch nicht durch einen Strohhalm getrunken werden.	Säfte ohne Fruchtfleisch angedickt, Trinkjoghurt, feine Cremesuppen.
Cremig, honigartig	Bei fortgeschrittener Schluckstörung. Trinken aus einem Becher ist nicht mehr möglich, ein Löffel ist notwendig.	Getränke angedickt, Joghurt, Cremespeisen, Pudding & feine Pürees Ungeeignet: kohlensäurehaltige Getränke.

Blähungen und Völlegefühl

Blähungen beschreiben ein Gefühl des Aufgeblähtseins mit Blähbauch sowie das Abgehen von Darmwinden. Sie entstehen durch erhöhtes Luftschlucken oder eine vermehrte Gasbildung im Darm. Sehr starke oder langanhaltende Beschwerden sollten vor allem bei gleichzeitigem Vorliegen von Übelkeit oder verändertem Stuhlverhalten durch einen Arzt abgeklärt werden.

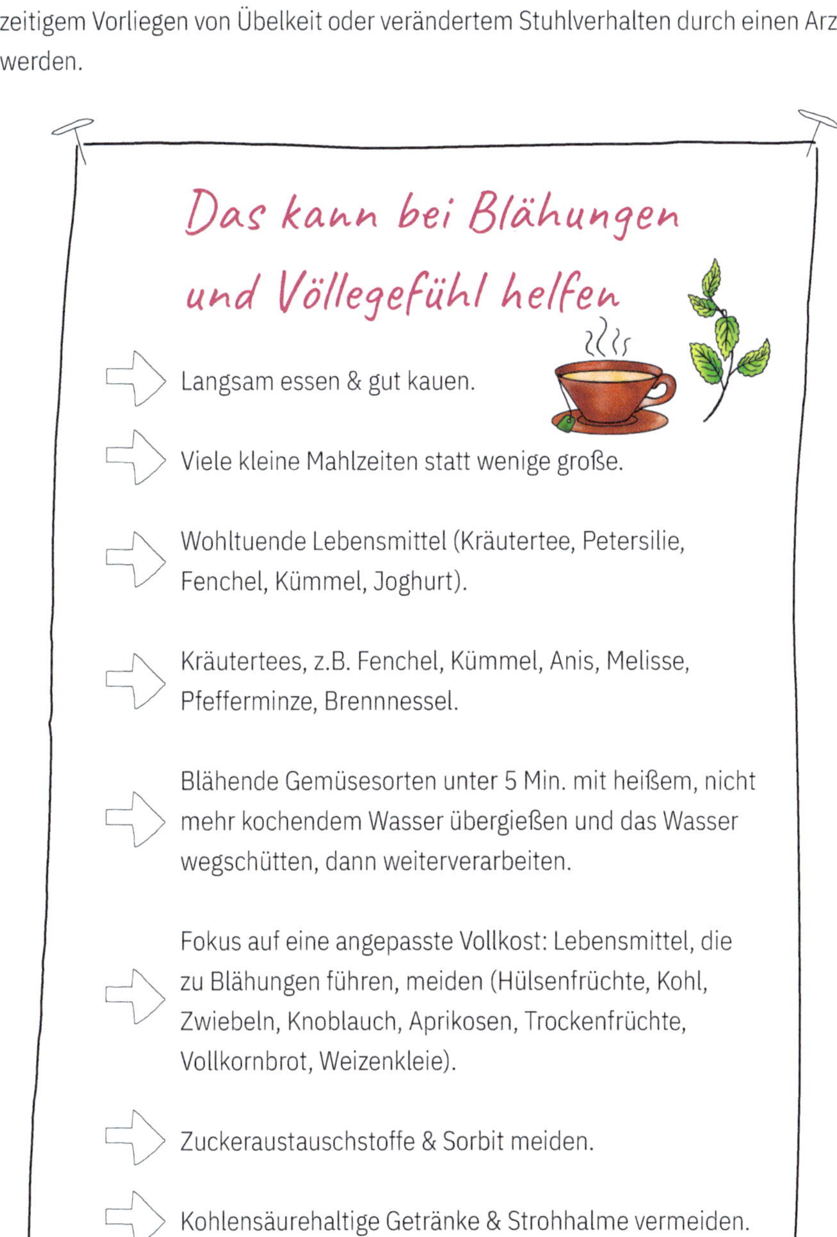

Das kann bei Blähungen und Völlegefühl helfen

- Langsam essen & gut kauen.
- Viele kleine Mahlzeiten statt wenige große.
- Wohltuende Lebensmittel (Kräutertee, Petersilie, Fenchel, Kümmel, Joghurt).
- Kräutertees, z.B. Fenchel, Kümmel, Anis, Melisse, Pfefferminze, Brennnessel.
- Blähende Gemüsesorten unter 5 Min. mit heißem, nicht mehr kochendem Wasser übergießen und das Wasser wegschütten, dann weiterverarbeiten.
- Fokus auf eine angepasste Vollkost: Lebensmittel, die zu Blähungen führen, meiden (Hülsenfrüchte, Kohl, Zwiebeln, Knoblauch, Aprikosen, Trockenfrüchte, Vollkornbrot, Weizenkleie).
- Zuckeraustauschstoffe & Sorbit meiden.
- Kohlensäurehaltige Getränke & Strohhalme vermeiden.

Angepasste Vollkost bei unspezifischen Unverträglichkeiten und gastrointestinalen Erkrankungen

Nicht alle Lebensmittel und Speisen sind für unseren Körper gleich gut verdaulich. Im Alter kommt es meist zu einer eingeschränkten Bekömmlichkeit von Fett. Bei der angepassten Vollkost (ehemals Leichte Vollkost) werden schwer verdauliche Lebensmittel nicht oder nur in kleinen Mengen verzehrt und es wird auf eine schonende Zubereitung geachtet. Frittieren, Rösten oder Braten sollten vermieden werden. Die Verträglichkeit der Speisen ist individuell unterschiedlich. Diese Kostform ist allerdings keine Diät mit strengen Ernährungsvorschriften, erlaubt ist, was bekommt. Die folgende Liste soll eine Orientierung und Beispiele geben, was eventuell nicht gut bekömmlich ist und was bei vielen Menschen zu Unverträglichkeiten führt.

Lebensmittelgruppe	Empfehlenswert	Ungeeignet
Getränke	Stilles Wasser, Tee, milde, verdünnte Fruchtsäfte	Kohlensäurehaltige Getränke, Kaffee, Alkohol
Stärkebeilagen	Salzkartoffeln, Pellkartoffeln, Kartoffelbrei Vollkornbrot fein vermahlen, Grahambrot, Knäckebrot, Weißbrot, Zwieback, Reis, Hirse, Bulgur, Nudeln	Pommes, Bratkartoffeln, Kroketten, Chips Frisches Brot, grobes Vollkornbrot mit ganzen Körnern, Croissants

Lebensmittel-gruppe	Empfehlenswert	Ungeeignet
Obst	Banane, Apfel, Heidel-beeren, Himbeeren, Erdbeeren, Mandarinen	Birne, Pflaume, Trockenobst
Gemüse	Aubergine, Artischocke, Blumenkohl, Brokkoli, Prinzess- & Wachsbohnen, Fenchel, Chicorée, Kohl-rabi, Kürbis, Möhren, Rote Bete, Mangold, Radicchio, Spinat, Spargel, Tomate, Zucchini, Blattsalat	Hülsenfrüchte, Rohkost, Weißkohl, Rotkohl, Grünkohl, Rosenkohl, Spitzkohl, Wirsing, Paprika, Zwiebeln, Lauch, Pilze
Tierische Produkte	Milch, Buttermilch, Joghurt, Kefir, saure & süße Sahne in kleinen Mengen, Magerquark, Käse bis 45% Fett i.Tr. Ei weichgekocht, Rührei, Omelette, mageres Fleisch, Magerfisch	Sahne, Crème fraîche, Speiseeis, Mayonnaise, Käse über 60% Fett i. Tr., Hartgekochtes Ei, Fettes Fleisch, durchwachsenes & stark gewürztes Fleisch, fettreicher Fisch z. B. Hering
Fette & Öle	Hochwertige Öle, Margarine & Butter (keine zu großen Mengen)	Margarine mit gehärteten Fetten, Palmfett, Schmalz

Kräuterkunde – Heiltee Fenchel-Kümmel-Anis

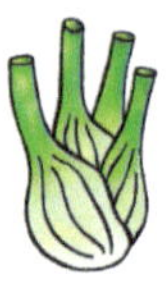

Die ätherischen Öle des Fenchels lösen Krämpfe, wirken appetitanregend und helfen bei Blähungen.

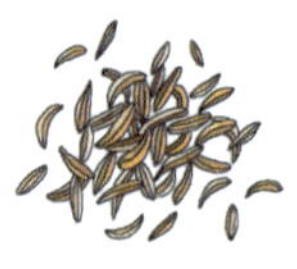

Kümmel regt die Produktion von Verdauungssäften an und macht schwer verdauliche Speisen so bekömmlicher. Zu den Mahlzeiten als Getränk anbieten oder in den Speisen mitkochen.

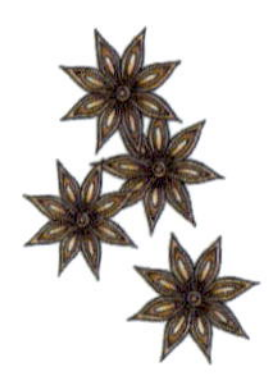

Anis: Die ätherischen Öle mildern Blähungen und stärken den Magen.

Sodbrennen

Bei Sodbrennen, auch „Reflux“ genannt, kommt es zu einem Rückfluss von Magensaft in die Speiseröhre. Sodbrennen kann sich in Form eines brennenden Gefühls unter dem Brustbein, besonders nach Mahlzeiten und im Liegen äußern. Oft kommen saures Aufstoßen, Brennen in der Speiseröhre, Halsschmerzen dazu.

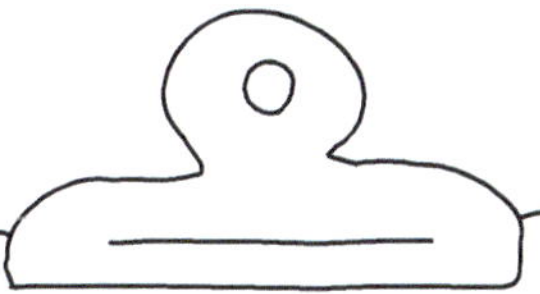

Schnelle Hilfe bei Sodbrennen

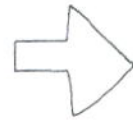 Bonbons und Kaugummis: Regen die Speichelproduktion an, wodurch die Magensäure zurücktransportiert wird.

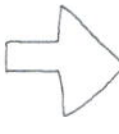 Folgendes meiden: Fettreiche Mahlzeiten, Zitrusfrüchte, Schokolade, denn diese Lebensmittel begünstigen das Sodbrennen.

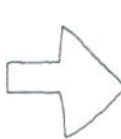 Viele kleine Mahlzeiten: Dadurch werden der Magen und sein Schließmuskel weniger gedehnt, sodass der Magensaft nicht so leicht zurückfließen kann.

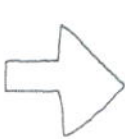 Die letzte Mahlzeit 2 – 3 Stunden vor dem Schlafen einnehmen: Ein voller Magen und die waagerechte Position begünstigen den Rückfluss der Magensäure.

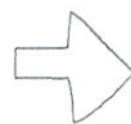 Mandeln, Nüsse und eiweißreiche Lebensmittel: Das enthaltene Eiweiß neutralisiert die Magensäure.

Obstipation (Verstopfung)

Verstopfung tritt mit steigendem Alter immer häufiger auf. Rund 40 % der Menschen über 60 Jahren berichten über Stuhlprobleme, da die Leistung der Verdauungsorgane nachlässt. Bewegungsmangel, eine zu geringe Flüssigkeitszufuhr und Medikamenteneinnahme können zur Verstopfung führen. Auch wenn der Stuhlgang oft unterdrückt wird, reagiert der Darm schnell mit Verstopfung. Die normale Stuhlfrequenz ist von Person zu Person unterschiedlich. Anders als üblicherweise angenommen, muss der Stuhlgang nicht täglich erfolgen, ein regelmäßiger Stuhlgang alle 1–3 Tage kann ebenfalls normal sein. Bei einer akuten Verstopfung mit Symptomen wie Schmerzen, Fieber oder Erbrechen, sollte eine ärztliche Abklärung erfolgen.

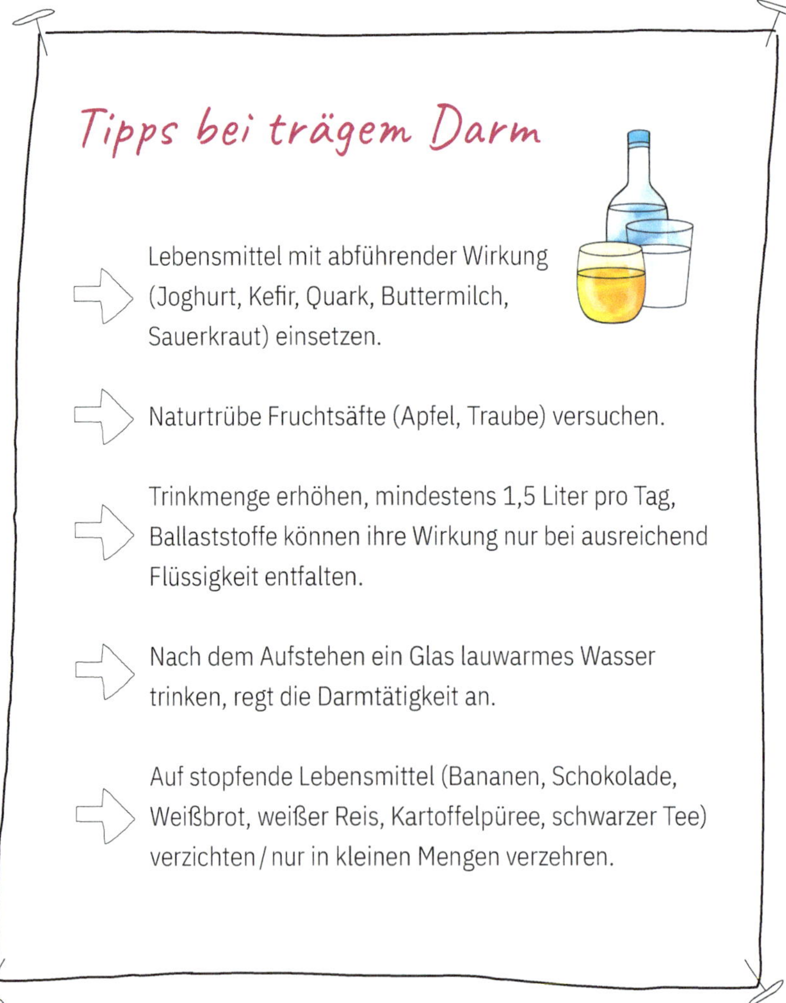

Tipps bei trägem Darm

- Lebensmittel mit abführender Wirkung (Joghurt, Kefir, Quark, Buttermilch, Sauerkraut) einsetzen.
- Naturtrübe Fruchtsäfte (Apfel, Traube) versuchen.
- Trinkmenge erhöhen, mindestens 1,5 Liter pro Tag, Ballaststoffe können ihre Wirkung nur bei ausreichend Flüssigkeit entfalten.
- Nach dem Aufstehen ein Glas lauwarmes Wasser trinken, regt die Darmtätigkeit an.
- Auf stopfende Lebensmittel (Bananen, Schokolade, Weißbrot, weißer Reis, Kartoffelpüree, schwarzer Tee) verzichten / nur in kleinen Mengen verzehren.

Tipps, um die Ballaststoff-zufuhr zu steigern

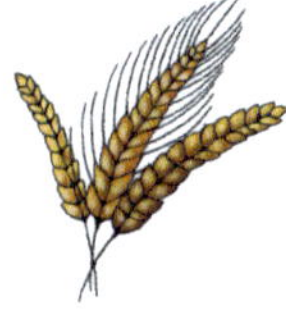

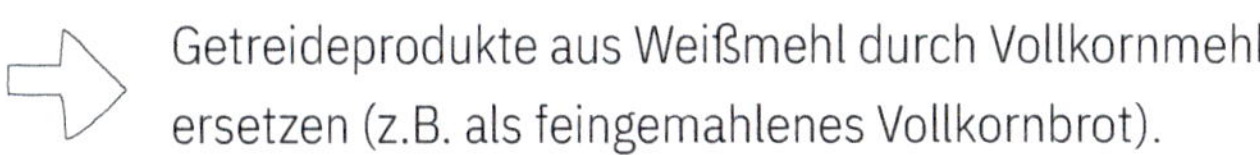

- Getreideprodukte aus Weißmehl durch Vollkornmehl ersetzen (z.B. als feingemahlenes Vollkornbrot).
- Vollkornprodukte verwenden (Vollkornnudeln, ungeschälter Reis).
- Zum Frühstück Haferflocken oder andere Vollkornflocken anbieten.
- Gemüse (3x/Tag) und Obst (2x/Tag), roh oder leicht gekocht.
- Trockenfrüchte über Nacht einweichen (bei Bedarf pürieren, den gebildeten Saft trinken), Smoothies mit Trockenfrüchten anbieten.
- Samen wie Flohsamenschalen/Leinsamenschrot/Chiasamen in den Speisen verarbeiten.

Ballaststoffe sind kein Ballast

Ballaststoffe sind faserreiche Inhaltsstoffe, die vor allem in pflanzlichen Lebensmitteln wie Obst, Gemüse & Getreide vorkommen. Da sich die meisten Ballaststoffe in den Randschichten des Getreidekorns befinden, haben Vollkornprodukte den höchsten Ballaststoffgehalt. Unlösliche Ballaststoffe (z.B. in Getreide) können Wasser binden und quellen im Darm auf. Auf diese Weise wird das Stuhlvolumen vergrößert und der Darminhalt schneller weitertransportiert. Dadurch regen Ballaststoffe die Verdauung an und helfen, einer Verstopfung vorzubeugen. Die löslichen Ballaststoffe (z.B. Flohsamen) werden im Dickdarm von Bakterien zerlegt, dienen der Darmflora als Futter und regen die Darmbewegung an. Der Körper sollte jedoch schrittweise an Ballaststoffe gewöhnt werden, andernfalls können Blähungen, Völlegefühl und Bauchgrummeln die Folge sein. Eine Gewöhnung dauert in der Regel 1–2 Wochen.

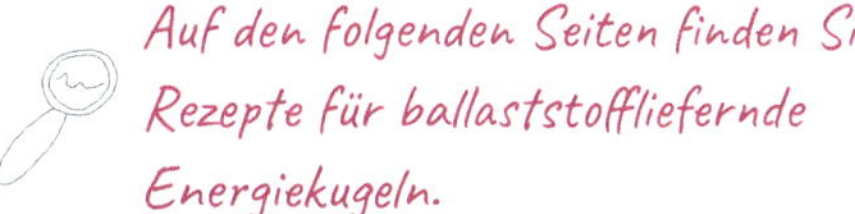

Auf den folgenden Seiten finden Sie Rezepte für ballaststoffliefernde Energiekugeln.

Energiekugeln

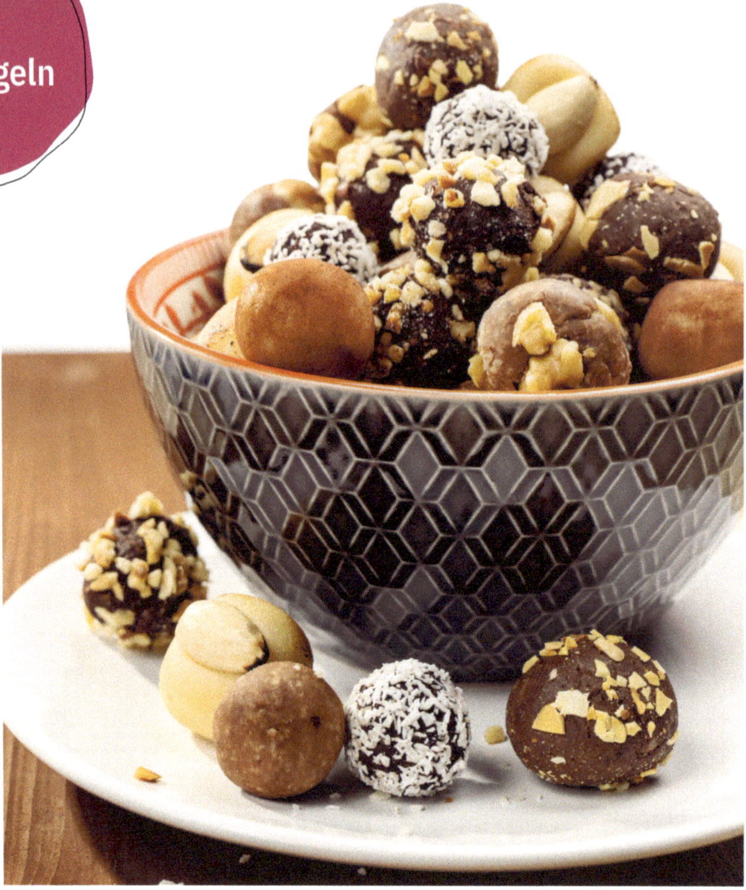

Energieballs – für 338 g Gesamtmenge ca. 4 – 6 Portionen

140 g Haferflocken
60 g Mandelmehl
8 g Kakaopulver
30 g Agavendicksaft
1 Prise Zimt
1 Msp. Vanillepulver
30 g Kokosöl
70 ml Wasser

Die Haferflocken in einer Küchenmaschine zu feinem Pulver zerkleinern. Das Kokosöl schmelzen und zusammen mit den anderen Zutaten dazugeben. Zu einer geschmeidigen Masse pürieren. Den Teig zu Kugeln formen und im Kühlschrank lagern. Am besten ein paar Stunden dort ruhen lassen, dann schmecken sie noch besser. Optional mit gehackten Mandeln oder Kokosraspeln panieren.

Energie	Fett	Kohlenhydrate	Eiweiß	Ballaststoffe	Angaben
378 kcal	21,8 g	32,3 g	10,5 g	6,1 g	je 100 g

7,1 g Eiweiß p. Port. **4,12 g Ballaststoffe p. Port.**

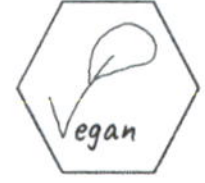

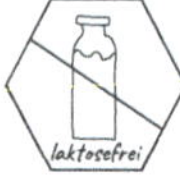

Energiekugeln mit Mandel & Walnuss – für 245 g Gesamtmenge ca. 4 bis 6 Portionen

50 g Walnussmehl
10 g Kakaopulver / Backkakao
20 g Mandelmus
15 g Mandeln
120 g Dattel getrocknet
30 g Kokosraspel

Die Datteln ca. 20 Min. in heißem Wasser einweichen, abschütten. Danach alle Zutaten im Mixer pürieren, bis eine leicht sämige Masse entsteht. Mit Hilfe eines Teelöffels kleine Portionen abstechen und diese zu kleinen Bällchen formen. Mit Kokosraspeln ummanteln. Gekühlt sind sie bis zu 2 Wochen haltbar.

Energie	Fett	Kohlenhydrate	Eiweiß	Ballaststoffe	Angaben
481 kcal	31,5 g	36,8 g	8,71 g	8,9 g	je 100 g

4,27 g Eiweiß p. Port. 4,36 g Ballaststoffe p. Port.

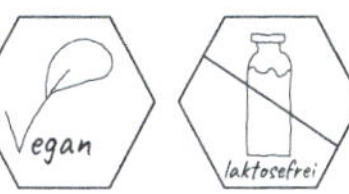

Marzipankartoffeln – für 380 g Gesamtmenge ca. 4 bis 6 Portionen

200 g Marzipanrohmasse
150 g Puderzucker
1 EL Kirschwasser
2 EL Kakaopulver

Marzipan mit dem Puderzucker und dem Kirschwasser verkneten. Den Kakao in eine verschließbare Schüssel geben. Aus dem Teig kleine Kugeln formen und diese portionsweise in die Schüssel geben. Den Deckel verschließen und schütteln. Nach ein paar Tagen schmecken sie besonders gut.

Energie	Fett	Kohlenhydrate	Eiweiß	Ballaststoffe	Angaben
470 kcal	19,2 g	60,7 g	9,41 g	5,27 g	je 100 g

4,27 g Eiweiß p. Port. 4,36 g Ballaststoffe p. Port.

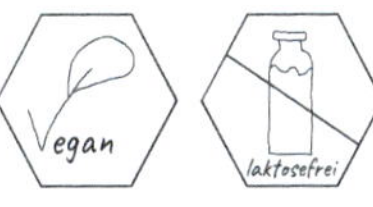

Bewegung – jede ist besser als keine

Die Aktivität unseres Darmes wird durch Bewegung unterstützt. Falls sportliche Aktivitäten oder spazieren gehen nicht möglich sind, können auch Entspannungsübungen helfen, die Darmbewegungen zu verbessern.

Trinkmenge erhöhen mit selbstgemachtem Aroma-Wasser

Wasser oder Tee können durch einen Spritzer Saft (Zitrone, Limette) schnell aufgepeppt werden. Mit geringem Aufwand und wenigen Zutaten kann leicht ein neues Geschmackserlebnis kreiert werden:

- Aufgeschnittene Gurke, Apfel, Birne, Beeren, Zitrone, Limette, Orange oder Grapefruit
- Dünne Scheiben Ingwer
- Stängel Minze, Rosmarin, Fenchel oder Basilikum
- Die Mischung kurz ziehen lassen und genießen

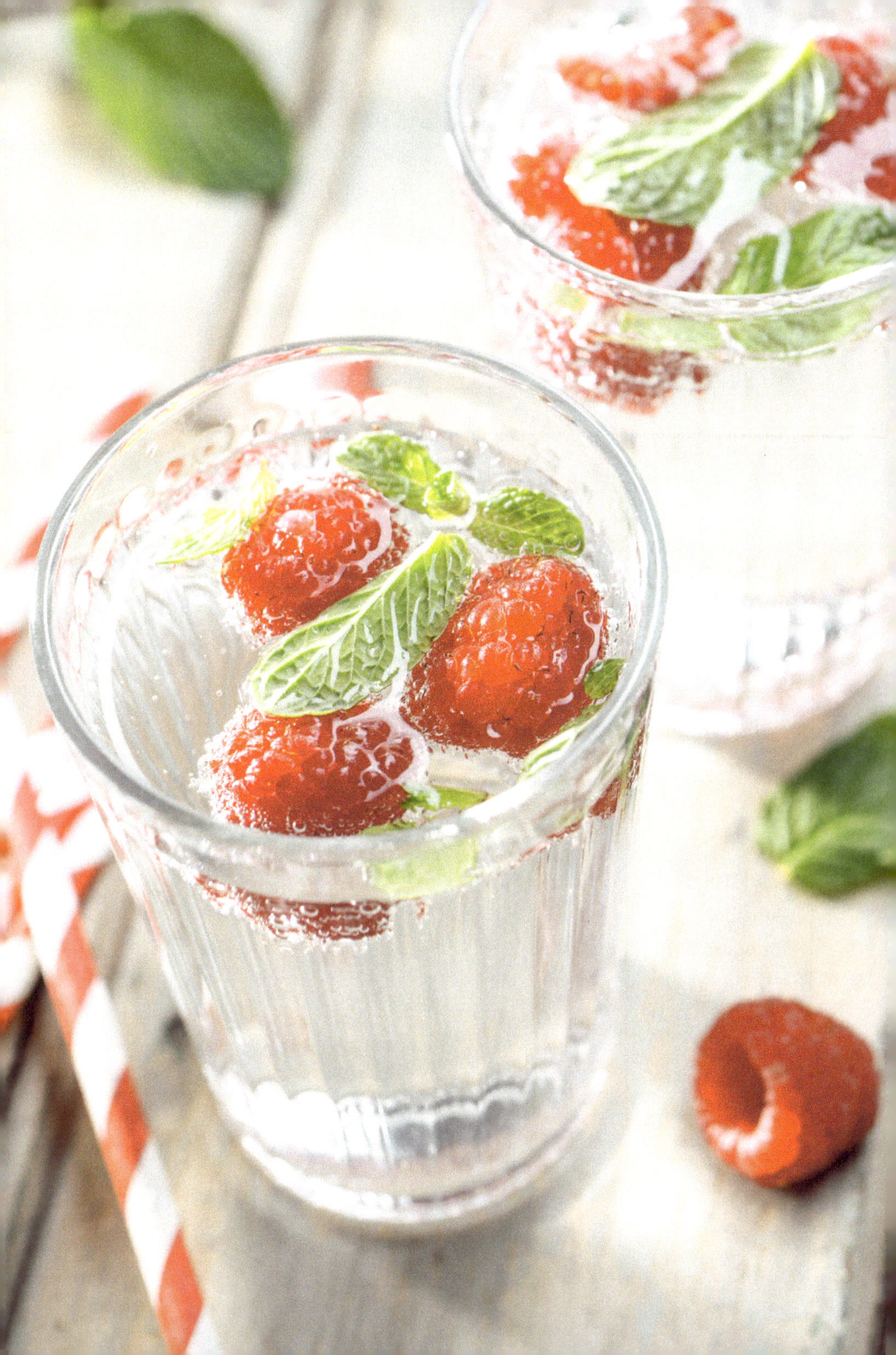

Durchfall

Durchfälle können viele Ursachen haben. Gründe für Durchfall sind u. a. verdorbene Lebensmittel, eine Darmgrippe, Medikamenteneinnahme (z.B. Antibiotika), psychische Belastungen (Aufregung, Angst) oder Intoleranzen (Laktoseintoleranz). Bei Durchfällen werden Wasser und Elektrolyte im Dickdarm gar nicht oder nur in nicht ausreichenden Mengen aufgenommen.

Was tun bei Durchfällen?

Maßnahme	Wie?	Hinweis
Flüssigkeitsverlust ausgleichen	Durch isotone Getränke (aus der Apotheke oder selbst gemacht, siehe rechte Spalte) & lang gezogenen schwarzen Tee (12 – 14 Min.).	2 Beutel schwarzer Tee / Kräutertee mit 1 l kochendem Wasser übergießen und ziehen lassen. 40 g Traubenzucker und 1 Messerspitze Salz zugeben und gut umrühren.
Elektrolytverlust ausgleichen	Durch 2 – 3 Stücke gedünstetes Obst & 2 Portionen gedünstetes Gemüse täglich.	Sekundäre Pflanzenstoffe & Ballaststoffe helfen der Darmflora, sich zu regenerieren. Liefert Kalium (verliert der Körper bei Durchfall).

*Wenn die Durchfälle sehr stark sind und der/die Betroffene nicht ausreichend trinkt, kann es zu einem Flüssigkeitsmangel (Exsikkose) kommen. Diese Situation ist ernst und sollte von einem*r Arzt*Ärztin beurteilt und behandelt werden.*

Maßnahme	Wie?	Hinweis
Orientierung an der angepassten Vollkost	Leicht verdauliche Lebensmittel. Zu Beginn BRAT= Bananen, Reis, Apfelmus & Toast.	Lebensmittelliste *siehe S. 150–152*
Probiotika	Zubereitungen, die lebensfähige Mikroorganismen enthalten, z.B. Milchsäurebakterien & Hefen; erwünschte Bewohner unseres Darms können helfen, die Barrierefunktion des Darms zu stärken und Krankheitserreger in Schach zu halten.	Kommen in milchsauren Produkten vor, wie etwa Joghurt, Kefir, Buttermilch oder Sauerkraut. Auch in Kapsel- und Tropfenform als Arzneimittel und oft rezeptfrei erhältlich.

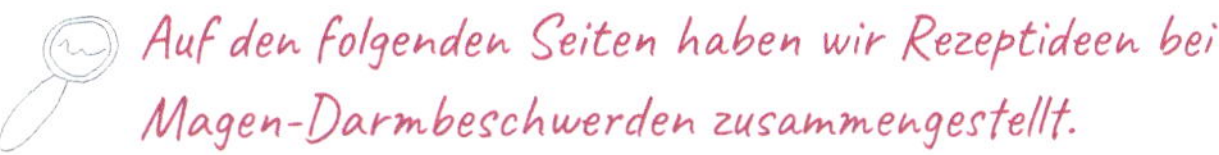

Auf den folgenden Seiten haben wir Rezeptideen bei Magen-Darmbeschwerden zusammengestellt.

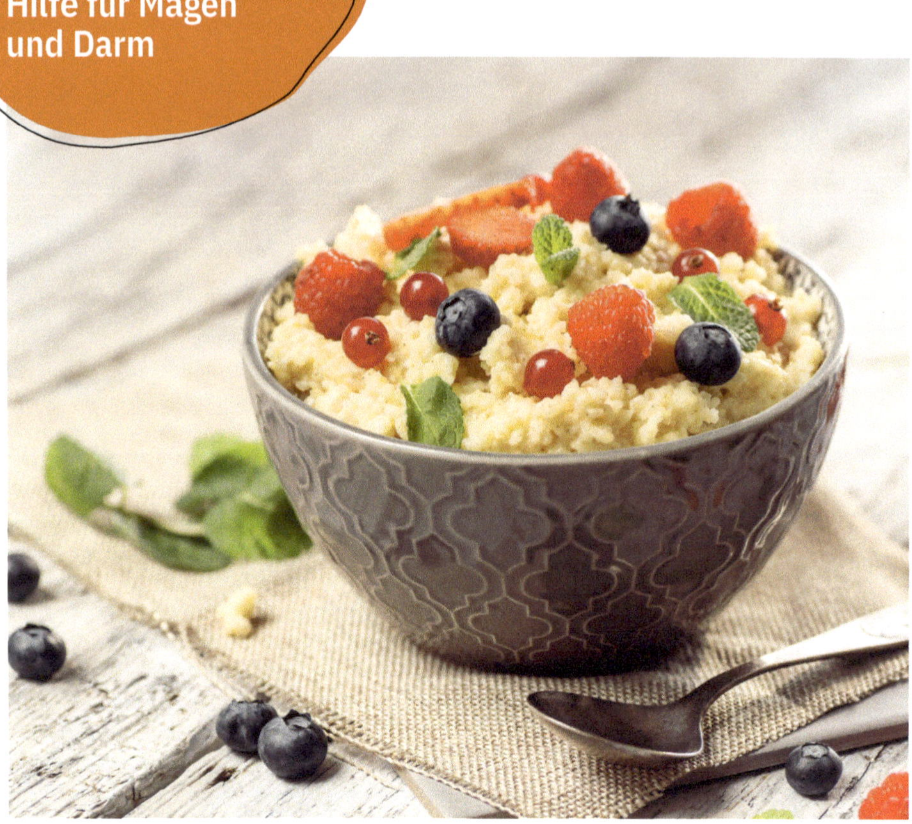

Hirsebrei – für 761 g Gesamtmenge ca. 4 bis 6 Portionen

100 g Hirse	10 g Honig	20 g Johannisbeeren (rot) oder Alternative
400 ml Hafermilch	1 Apfel fein gerieben	1 g Zimt

Die Hirse einmal richtig heiß abwaschen oder mit kochendem Wasser überbrühen, Wasser anschließend abgießen. Die Hafermilch mit dem Honig zum Kochen bringen, Hirse dazugeben und ca. 15 Min. leicht köcheln lassen. Anschließend die Herdplatte abschalten, den Topf mit Deckel auf der heißen Herdplatte noch ca. 30 Min. ziehen lassen. Fein geriebenen Apfel mit dem Zimt unter die Hirse geben, mit den Johannisbeeren warm servieren.

Energie	Fett	Kohlenhydrate	Eiweiß	Ballaststoffe	Angaben
93,3 kcal	1,35 g	17,3 g	1,75 g	1,45 g	je 100 g

2,66 g Eiweiß p. Port. **2,21 g Ballaststoffe p. Port.**

Vegan

laktosefrei

Morosche Möhrensuppe – für 1,50 kg Gesamtmenge

500 g Möhren 1 L Wasser 3 g Salz

Die Karotten in 1 L Wasser ca. 1 Stunde lang köcheln. Kochwasser abschütten, anschließend fein mixen. Den Karottenbrei wieder mit 1 L Wasser auffüllen, 3 g Salz zugeben und wieder leicht köcheln lassen. Nun ist diese Spezialsuppe zum Verzehr fertig. In kleinen Mahlzeiten über den Tag verteilen.

Energie	Fett	Kohlenhydrate	Eiweiß	Ballaststoffe	Angaben
10,1 kcal	65,2 g	1,4 g	0,32 g	1,2 g	je 100 g

Brennnesselsuppe – für 1,33 kg Gesamtmenge ca. 6 bis 8 Portionen

Brennnesselsuppe ist basisch, eisenreich, entzündungshemmend & als Schonkost geeignet!

180 g Brennnessel
250 g Kartoffel fein gewürfelt
60 g Zwiebel fein gewürfelt
40 g Olivenöl

500 ml Gemüsebrühe (hefefrei, glutenfrei, ohne Glutamat)
300 ml Wasser

1 g Muskatnuss (gerieben)
1 g Salz
Prise Pfeffer

Zwiebeln schälen und in feine Würfel schneiden, anschließend in etwas Olivenöl anschwitzen. Brennnesselblätter waschen und zu den Zwiebel- und Kartoffelwürfeln geben. Mit Gemüsebrühe auffüllen und ca. 30 Min. köcheln lassen. Mit Muskatnuss, Pfeffer und Salz würzen.

Energie	Fett	Kohlenhydrate	Eiweiß	Ballaststoffe	Angaben
50,1 kcal	3,15 g	3,44 g	1,57 g	717 mg	je 100 g

2,85 g Eiweiß p. Port. **1,36 g Ballaststoffe p. Port.**

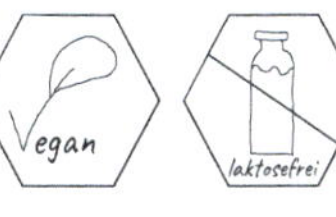

Stoma

Ein Stoma ist ein künstlich angelegter Darmausgang. Dieses kann sich je nach Krankheitsbild an unterschiedlichen Abschnitten des Darmes befinden. Liegt das Stoma im Dünndarm, handelt es sich um ein sogenanntes Ileostoma, welches den gesamten Dickdarm ausschaltet. Weiter unten im Dickdarm spricht man von einem Colostoma. Ein künstlicher Ausgang für den Urin heißt Urostoma. Dieses wird häufig aus Teilen des Dünndarmes des Betroffenen erstellt. Für alle drei Stomaarten gilt: Der Betroffene muss selbst ausprobieren, was er verträgt. Trotz vieler Tabellen und Richtlinien gibt es nicht die allgemeingültige „Stoma-Diät", dazu sind die individuellen Unterschiede zu groß. Die Verträglichkeit der Speisen ist von Person zu Person unterschiedlich und hängt auch von den Operationsergebnissen ab. Trotzdem können Nahrungsmittel einen positiven oder negativen Einfluss auf die Beschaffenheit des Stuhls und die Bildung von Gasen haben, genauso wie bei Personen ohne Stoma. Bei der Ernährung sollte berücksichtigt werden, an welcher Stelle des Darmes das Stoma angelegt wurde. Bei einem Ileostoma und einem Stoma im oberen Teil des Dickdarms ist eine Stuhlregulierung kaum noch möglich. Grund ist, dass die Funktion des Dickdarmes, dem Stuhl Wasser zu entziehen und ihn zu speichern, wegfällt. Eine natürliche Folge der Anlage eines Ileostomas sind daher über den Tag verteilte Darmentleerungen. Die Konsistenz des Stuhls ist normalerweise flüssig bis breiig. Mit dem Stuhlgang gehen viel Wasser und Salz (Natrium) verloren. Hier kann eine angepasste Ernährung zur Eindickung des Stuhls und zum Ausgleich des Wasser- & Salzverlusts beitragen.

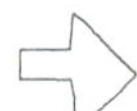
Auf genügend Salzzufuhr achten.

Ausreichend Trinken, zwischen 2 und 3 Litern pro Tag. Durch eine verminderte Trinkmenge wird keine Stuhleindickung erreicht, sondern nur eine Verminderung der Urinmenge!

Mit einem Ernährungsprotokoll Speisen und Getränke ausfindig machen, die wiederkehrend zu Durchfällen führen. Diese dann meiden, ansonsten ist keine spezielle Diät notwendig.

Nur wenige Speisen und Getränke verursachen bei den meisten Betroffenen regelmäßigen Durchfall, Verstopfung, vermehrte Gasentwicklung oder üblen Geruch. Ansonsten beeinflusst die Ernährung den Stuhlgang bei Ileostoma nur gering.

Bei einem Stoma im unteren Teil des Dickdarmes (Sigma-Colostomie), kann der Dickdarm weiterhin seine Arbeit erledigen und dem Stuhl das Wasser und die Elektrolyte entziehen. Somit fällt lediglich der Verschlussmechanismus weg. Drei bis sechs Monate nach Anlage eines Colostomas sollte die Stuhlbeschaffenheit wieder so sein, wie vor der Operation. Je mehr Dickdarm jedoch ausgeschaltet wurde, desto unregelmäßiger und breiiger bleibt der Stuhlgang. Dann gilt:

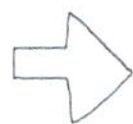
Die Trinkmenge muss nicht höher liegen als bei Personen ohne Stoma.

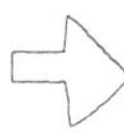
Speisen, die Durchfall, Verstopfung, vermehrte Gasbildung und üblen Geruch verursachen, meiden.

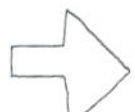
Regelmäßige Mahlzeiten.

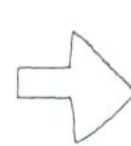
Nach ärztlicher Rücksprache kann die Irrigationsmethode angewandt werden: alle 24 – 72 Stunden wird der Darm gespült, sodass in der Zwischenzeit keine Stuhlentleerung erfolgt.

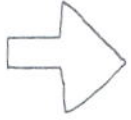
Bei Verstopfung: Ausreichend trinken und Diätfasern (z.B. Weizenkleie) einsetzen.

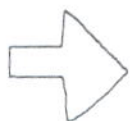
Bei Durchfall: Abführende Speisen meiden und stopfende bevorzugen. Angepasste Vollkost auf S. 150 – 152 berücksichtigen.

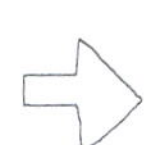
Bei Geräuschen & Geruch: Speisen & Getränke meiden, die Gase und Geruch produzieren (z.B. Hülsenfrüchte, Zwiebeln, Kohl) und hemmende Lebensmittel bevorzugen (z.B. Anis-Fenchel-Kümmel-Tee, S. 152).

Die Rolle der Küche im „Konzept zur Ernährungsversorgung“

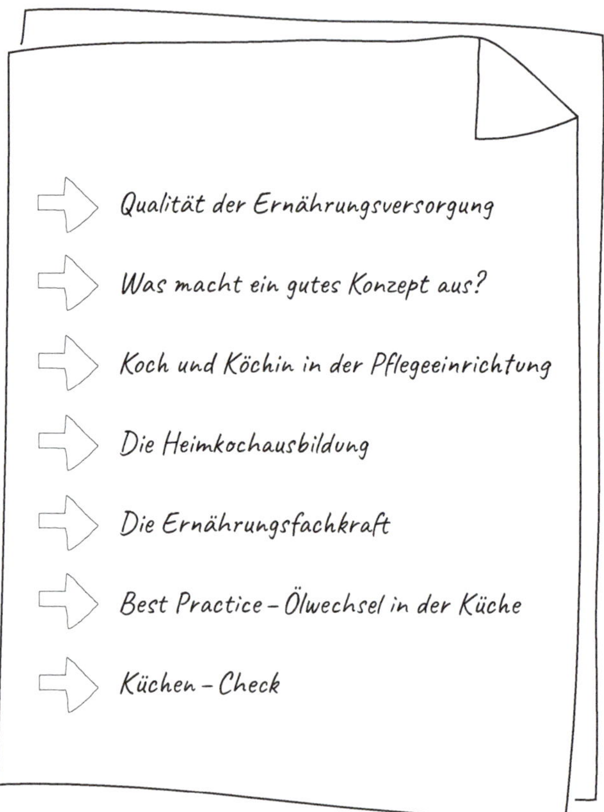

Qualität der Ernährungsversorgung

Nun ist es an der Zeit, etwas konkreter auf das Konzept zur Ernährungsversorgung einzugehen und zu betrachten, welche Auswirkungen allein schon die Qualität des Konzeptes, geschweige denn das Fehlen eines solchen zur Folge hat.
In den vergangenen Jahren hat sich die Bedeutung der Ernährungsversorgung deutlich verändert und es ist die Erkenntnis gereift, dass es sich dabei um etwas anderes handelt als die reine Einflussnahme auf das Körpergewicht eines Versorgten. Wie das Erscheinen

eines entsprechenden Expertenstandards zeigt, sind in den darauffolgenden Jahren notwendigerweise auch entsprechende Erwartungen an eine Ernährungsversorgung formuliert worden, die es bei der Pflege nach heutigem Standard zu erfüllen gilt. So formulieren Gesetze und Verordnungen, dass die Arbeiten der Pflege in regelmäßigen Abständen an den medizinisch-pflegefachlichen Fortschritt anzupassen sind und erklären im Weiteren sinngemäß, dass die Expertenstandards für alle Pflegekassen und deren Verbände sowie für die zugelassenen Pflegeeinrichtungen unmittelbar verbindlich sind (siehe dazu § 113a Abs. 3 Satz 2 SGB XI).

Was macht ein gutes Konzept aus?

Ein gutes Konzept ist nie fertig, sonst wäre es perfekt. Natürlich regt diese Aussage zum Schmunzeln an, aber es ist sehr wichtig, dass ein gutes Konzept an den daran gestellten Herausforderungen wächst und sich mit den gemachten Erfolgen entwickelt. Es lernt quasi mit und passt sich an zukünftige Anforderungen an. Ein somit etablierter, kontinuierlicher Verbesserungsprozess berücksichtigt den medizinisch-pflegefachlichen Fortschritt und damit die rechtsverbindlichen Anforderungen der Verbände. Weiter orientiert es sich an den einschlägigen Empfehlungen der Fachverbände und übersetzt deren Anforderungen in die tägliche Arbeit der einzelnen Bereiche. So wird in jedem Fall eine bedarfsdeckende und bedürfnisorientierte Ernährung für die Bewohner *innen sichergestellt und gleichzeitig die orale Ernährung gefördert. Auch hier empfiehlt es sich für eine professionelle Umsetzung gut ausgebildete Ernährungsfachkräfte einzusetzen. Ernährungsmedizinisch wird eine zu therapeutischen Zwecken individuell abgestimmte Versorgung seit Neuestem als Heilmittel angesehen und soll nach Willen der Verbände auch so verordnet und angewendet werden. Infolgedessen muss anerkannt werden, dass sich die Betrachtung der Nahrungszusammensetzung dabei nicht mehr auf Kohlehydrate, Fette und Eiweiß beschränken kann, sondern weit darüber hinaus eher die Komplexität einer Medikation besitzt. Ein gutes Konzept zur Ernährungsversorgung ist also mehr als ein Papier, auf dem ein Ablauf beschrieben wird oder eine Sammlung besonderer Rezepte. Will die Pflegeeinrichtung das ganze Potential eines solchen Werkzeuges heben und die sich daraus ergebenen Vorteile nutzen, sollte es multidisziplinär erarbeitet werden, wobei jede Profession, also die Ernährungsberatung, die Pflege, die Küche und Hauswirtschaft, aber auch der Begleitende Dienst, das Qualitätswesen und das Management als Garant für Qualität, Anwendbarkeit und eine durchgängige Akzeptanz stehen. Damit das klappt und ein funktional taugliches Konzept entsteht, dessen praktische Anwendung schnell seine Unterstützung im pflegerischen Alltag entfalten kann, müssen alle Bereiche der Pflegeeinrichtung nicht nur bereit sein, die eigenen Prozesse und Konzepte anzupassen, sondern auch über das entsprechende Knowhow verfügen, um ein gutes Konzept entwickeln zu können. Nur zu oft verpuffen gute Ideen und scheitern in der Umsetzung, weil die praktische Anwendbarkeit schlecht in den Alltag der anderen integrierbar ist. Also heißt es Schulungen durchführen, Weiterbildungen erleben und professionelle Coachings einholen. Hier geht man am besten schrittweise vor und versucht nicht alles auf einmal zu verändern. Besser kleine Erfolge feiern, als von den großen nur zu träumen und Schritt für Schritt wird am Ende das Big Picture gestaltet. Die Erfahrung zeigt, dass der Auftakt gut im Bereich der Küche geschehen kann und mit interessanten Angeboten die Mitarbeiter*innen zum ersten kleinen Erfolg geführt werden können, wodurch ganz nebenbei das Wissen der Küchenmitarbeiter*innen auf den aktuellen Stand der Wissenschaft gebracht wird und sich als Nebeneffekt die Qualität der Mahlzeiten aus ernährungstechnischer Sicht verbessert, ohne sofort den ganzen Speiseplan zu verändern.

Koch und Köchin in der Pflegeeinrichtung

Werfen wir kurz einen Blick in ein Restaurant und vergleichen die herkömmliche Gastronomie mit einer Pflegeeinrichtung. Die entsprechende handwerkliche Fähigkeit des Kochs vorausgesetzt werden in beiden Küchen Speisen zubereitet,

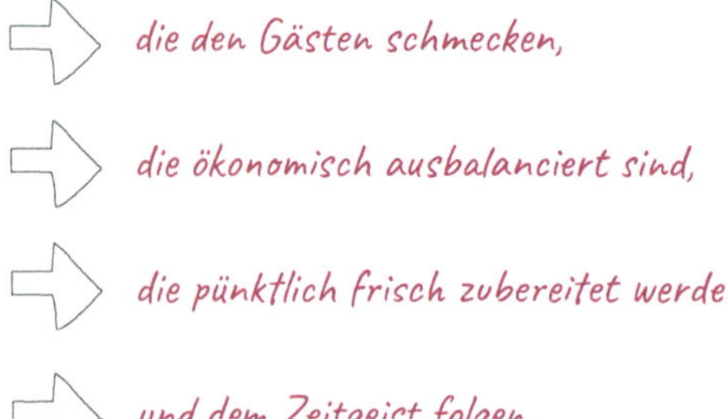

Aber während es in der Gastronomie dem Koch egal sein kann, ob seine Gäste zu- oder abnehmen, genügend Mineralstoffe und Vitamine bekommen, die individuelle Menge an Eiweiß stimmt, das Verhältnis der Fettsäuren zueinander passt oder die servierte Kostform für den jeweiligen Gast verzehrfähig ist, muss in einer Pflegeeinrichtung all das berücksichtigt werden. Plötzlich wird aus einer einfachen Speise ein recht komplexes Produkt, dessen Herausforderung nicht mit der Zubereitung endet, sondern lediglich an den nächsten Fachbereich übergeben wird.

Schauen wir uns das Beispiel von Luise an, so fällt auf, dass auch in ihrer Situation das standardmäßige Zubereiten und Anbieten der normalen Vollkost keinesfalls ihren Bedarf und ihre Bedürfnisse decken kann. In der Fallbesprechung wurde deutlich, wie viele Maßnahmen in Luises Fall notwendig waren. Beispielweise das Anpassen der Kost an ihren individuellen Eiweiß- und Energiebedarf, sowie die Hinlauftendenz (Eat while walking).

In der Küche gut zubereitet, müssen diese besonderen Angebote abgestimmt auf Luises Bedürfnisse auch auf dem Wohnbereich regelmäßig angeboten werden.

Und damit wären wir bei dem ersten Grund, der für ein gutes Konzept zur Ernährungsversorgung spricht. Ganz nebenbei bemerkt, die Gastronomie-Küche ist ohne ein gutes Konzept sicher sehr lecker, aber der Betreiber vermutlich auch schnell in finanzieller Not. Will eine Pflegeeinrichtung sich hier entwickeln, stehen viele Angebote als Weiterbildung oder Coaching zur Verfügung. Eine die besonderen Anforderungen berücksichtigende Grundlage dafür ist z.B. die Heimkochausbildung.

Die Ausbildung zum Heimkoch / zur Heimköchin

Grundvoraussetzung für eine gute Weiterbildung zum Heimkoch/köchin ist natürlich ausreichend praktische Erfahrung in der professionellen Zubereitung von Speisen. Umso besser, wenn die Kenntnisse und Fähigkeiten durch eine Ausbildung zur Hauswirtschafter*in und / oder Koch/Köchin erworben wurden und schon einige Erfahrung in der Ausübung des Berufes vorhanden ist. Aber jeder andere Weg, der zu einer ähnlichen Befähigung geführt hat, kann eine ebenso gute Basis für diese Weiterbildung sein. Der theoretische Teil der Ausbildung wendet sich vorwiegend an Küchenverantwortliche und jene, die es werden wollen. Das neu Erlernte können die Absolventen dann in ihrem Wirkungskreis anwenden und weitergeben. Da diese Weiterbildung weit mehr umfasst als technisches Kochen und Lebensmittelkunde, bieten sie aber auch Teilnehmer*innen aus Hauswirtschaft und Pflege viele interessante Inhalte und Kompetenzen, die in jeder Pflegeeinrichtung vorteilhaft anwendbar sind.

Die Ernährungsfachkraft

Betrachtet man die Anforderungen, die der Expertenstandard Ernährung an das zur Pflege eingesetzte Personal stellt, so wird klar, dass das ohne ein aktuelles Fachwissen nicht mehr möglich ist. Insbesondere die Notwendigkeit den medizinisch-pflegefachlichen Fortschritt zu berücksichtigen, erfordert eine fundierte Ausbildung im Bereich der Ernährungswissenschaften. Es ist also an der Zeit, für die Ernährungsfachkräfte eine Lanze zu brechen und deutlich zu machen, dass das Thema Ernährung mehr braucht als eine nebenberufliche Weiterbildung an ein paar Wochenenden. Es ist ein eigener Berufsstand mit mehrjähriger Ausbildung oder einem abgeschlossenen Studium und sollte auch als solches ernst genommen werden. Eine umfassende Ausbildung ist nach heutigem Stand absolut notwendig, um dem Anspruch an eine umfängliche Versorgung in einer Pflegeeinrichtung zu genügen, denn es geht schon lange nicht mehr um das Bereitstellen einer passenden Menge an Speisen, sondern viel mehr um das Zusammenstellen und gestalten vollwertiger Nahrungsangebote im Hinblick auf Gesunderhaltung, Gesundheitsförderung und Wohlbefinden.

Einige Inhalte der Ausbildung zum Heimkoch/zur Heimköchin

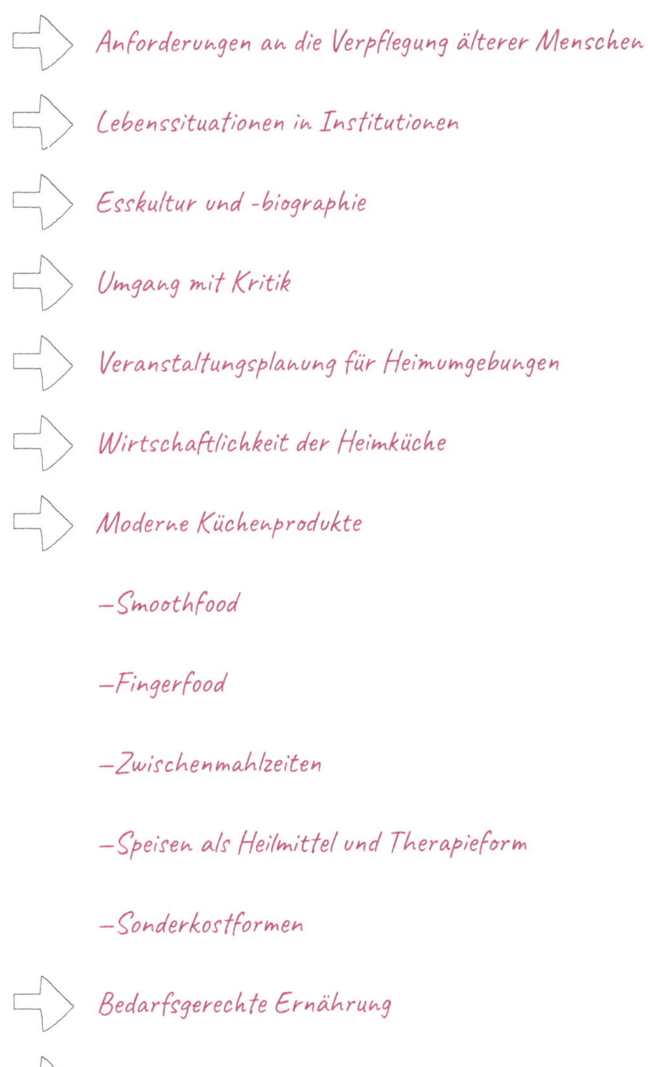

- Anforderungen an die Verpflegung älterer Menschen
- Lebenssituationen in Institutionen
- Esskultur und -biographie
- Umgang mit Kritik
- Veranstaltungsplanung für Heimumgebungen
- Wirtschaftlichkeit der Heimküche
- Moderne Küchenprodukte
  - Smoothfood
  - Fingerfood
  - Zwischenmahlzeiten
  - Speisen als Heilmittel und Therapieform
  - Sonderkostformen
- Bedarfsgerechte Ernährung
- Rechtsgrundlagen

Fortbildung „Ölwechsel in der Küche“ *best practice*

Ernährungsphysiologisch ist es von Bedeutung, welche Fette wir zu uns nehmen. Menge und Art der Fette entscheiden, welche gesundheitsfördernde Wirkung Nahrungsmittel haben oder unter welchen negativen Folgen unser Körper durch den Verzehr zu leiden hat. In der Industrie wie auch in einer Großküche werden Fette gezielt wegen ihrer speziellen Eigenschaften eingesetzt. Leider hat das vorwiegend produktionstechnische Gründe und berücksichtigt nur in geringem Maße, welche gesundheitlichen Auswirkungen damit verbunden sind. Wenn in den vergangenen Jahren im kommerziellen Bereich auf Herkunft, Qualität und Zusammensetzung geachtet wurde, dann war oft das Marketing der Auslöser, nicht der Wunsch nach einer besseren Versorgung oder höheren Qualität. Wir müssen uns also vor Augen halten, dass sich versteckte Fette in stark verarbeiteten Lebensmitteln befinden, die durchaus eine negative Wirkung auf unsere Gesundheit haben können, aber produktionstechnische Vorteile bringen. Welche das sind, warum sie zum Einsatz kommen und wie sie problemlos ersetzt werden können, soll Basis dieser Fortbildung sein und wird natürlich in unseren Rezeptvorschlägen durchgängig berücksichtigt.

Lange wurde Fett pauschal für viele Krankheiten verantwortlich gemacht. Heute weiß man, dass Fette sehr wichtig für eine ausgewogene Ernährung sind und diese zu Unrecht für diverse Krankheiten verantwortlich gemacht wurden. Fest steht, dass das Fehlen oder ein Ungleichgewicht essentieller Fettsäuren wie Omega-3 und Omega-6 verheerende Auswirkungen auf den Gesundheitszustand von Menschen jeder Altersstufe hat und nur eine ausgewogene Ernährung mit qualitativ hochwertigen Ölen und Fetten dem vorbeugt.

Als Start-Event lohnt es sich, einen Betriebsausflug zu einer nahegelegenen Ölmühle zu machen und sich dort allerlei Wissenswertes rund um das Thema Öl von Profis erklären zu lassen. Umso weniger der Betrieb eine industrielle Ölerzeugung betreibt, desto informativer wird i.d.R. die Betriebsbesichtigung. Wer die Gelegenheit hat, sich das malerische Weserbergland anzuschauen, sollte auf keinen Fall verpassen, die Ölmühle Solling zu besuchen, die mit ihren Produkten den Richtwert für Qualität und ökologische Verträglichkeit bei der Ölherstellung weit über unsere Landesgrenzen hinaus vorgibt.

Inhaltlich könnte die Fortbildung die folgenden Fragen nach aktuellem Stand der Ernährungswissenschaften beantworten:

- *Worin unterscheiden sich einzelne Fette und Öle voneinander?*
- *Welcher Unterschied besteht zwischen Fetten und Ölen?*
- *Welche Art Fett eignet sich besonders gut für die Verwendung in der kalten Küche?*
- *Welche Faktoren sind bei der Verwendung in der warmen Küche zu berücksichtigen?*
- *Welche Qualitätsmerkmale gibt es?*
- *Welche Auswirkungen haben Fette auf die Gesundheit?*
- *Welche Fette eignen sich besonders gut zum Aufwerten einer Mahlzeit in der Seniorenverpflegung?*

In der EU dürfen Lebensmittel ab April 2021 max. 2g industriell hergestellte Transfette pro 100g Fett enthalten. Das betrifft Lebensmittel für den Einzelhandel und den Endverbraucher.

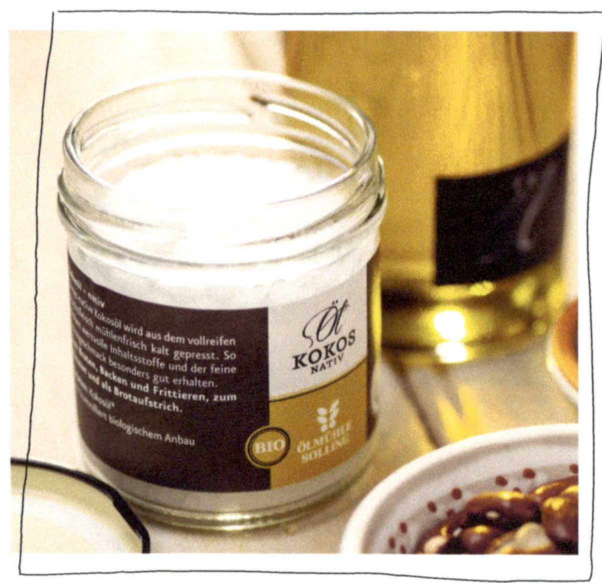

Hat man diesen „Ölwechsel" vollzogen, bekommen alle Beteiligten einen ersten Eindruck davon, wozu sich eine moderne Versorgung entwickeln kann und welcher Weg eventuell noch zu beschreiten wäre. Anschließend bietet es sich an, einen Küchen-Check durchzuführen.

Hochwertige Produkte der Ölmühle Solling finden Sie hier:
www.oelmuehle-solling.de

Küchen-Check

Bei Veränderungsprozessen ist es immer wichtig, eine regelmäßige Positionsbestimmung zu machen. Wo stehe ich? Was kann ich leisten? Wo mache ich es mir unnötig schwer? Wie könnte es besser laufen? Dies sind nur einige der Fragen, die es dabei zu beantworten gilt. Da es eher schwierig ist, aus der eigenen Perspektive das vorhandene Verbesserungspotential zu erkennen, sei es aus Betriebsblindheit, Routine oder Unkenntnis über die am Markt etablierten Neuerungen und Entwicklungen, empfehlen wir einen unabhängigen Experten, der die Mitarbeiter*innen in den geübten Abläufen und Routinen der Einrichtung begleitet und Empfehlungen für Veränderungen ausspricht. Hierbei sollte im Vorfeld präzise abgestimmt werden, was das Ziel des Monitorings ist und welche Entwicklungschancen bestehen. Vorsicht ist geboten bei Angeboten, die sich durch große Einsparungen hervortun, denn das primäre Ziel sollte nicht sein, das Budget zu schonen, sondern mit den vorhandenen Ressourcen das Beste zu erreichen. Ein guter Küchen-Check ist unserer Erfahrung nach daran zu erkennen, dass der Auditor in der Lage ist, direkt mitzuarbeiten und Verbesserungspotentiale nicht nur theoretisiert, sondern mit Erfahrungswerten belegt. Die Rückmeldung eines qualifizierten Begleiters besteht dabei immer mindestens aus den Hinweisen, was ich konkret ändern kann, wie ich es umsetzen kann und was der Erfolg sein wird.

Am Ende gelangt ein gutes Check-up durch einen Profi meist zu der Erkenntnis: Ich weiß, wo ich stehe, ich weiß, wo ich hin will und ich will das lernen und umsetzen! Außerdem lernen die Beteiligten, dass es zwar große Unterschiede zwischen dem gastronomischen Angebot von Speisen und dem einer Heimküche gibt, aber auch, dass sie nicht schwer zu erlernen sind.

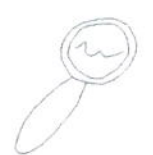

Berater für Verpflegungskonzepte – Herbert Thill.
Vita und weitere Infos, siehe Seite 210.

Unterstützung bei der Nahrungsaufnahme

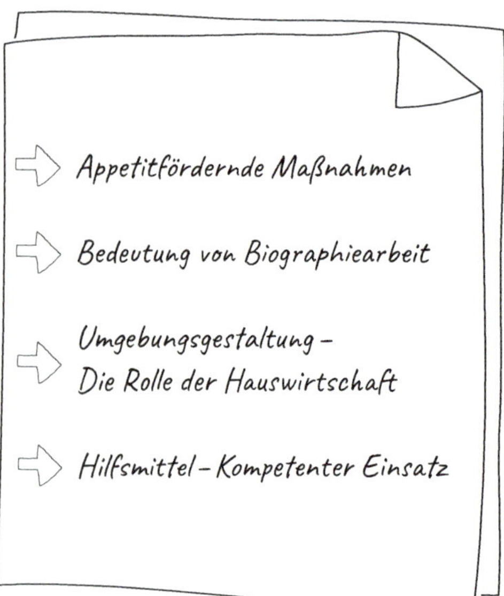

Unsere Buchempfehlung für weitere Informationen zu den Themen: „Mahlzeiten wertschätzend gestalten: Blicke über den Tellerrand verändern die Gemeinschaftsverpflegung" erschienen im Lambertus Verlag.

Die Methoden zur Unterstützung und Betreuung von Menschen mit spezifischen Beeinträchtigungen während der Nahrungsaufnahme sind ebenso vielfältig wie die Beeinträchtigungen selbst. In den allermeisten Fällen unterscheiden sich die Herausforderungen von Bewohner zu Bewohner und daher ist eine individuelle Betrachtung der Situation als Ganzes besonders wichtig.

Appetitfördernde Maßnahmen

Abseits aller Prozesse der Nahrungszubereitung möchten wir in dem folgenden Kapitel auf die grundlegenden Kompetenzen eingehen, die benötigt werden, wenn das Essen für Bewohner zur Qual wird, es aber nicht am Angebot der Speisen oder Getränke liegt. Was, wenn die Wünsche und Bedürfnisse bereits berücksichtigt wurden, aber nach wie vor eine defizitäre Nahrungsaufnahme vorliegt? In solchen Fällen ist es hilfreich, das notwendige Wissen über appetitfördernde und -haltende Maßnahmen zu besitzen und in Strategien zur Mahlzeitengestaltung umzusetzen.

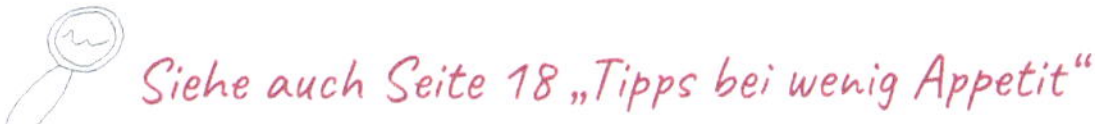

Betrachten wir Luises Fall, so wurden folgende Maßnahmen zur Förderung ihres Appetits eingesetzt:

Statt drei großer Hauptmahlzeiten bekommt Luise viele kleine Mahlzeiten über den Tag verteilt und hat, dank eingeplanter Zwischenmahlzeiten, die Möglichkeit ihr Speiseangebot in Etappen zu genießen.

In der Fallbesprechung wurde gemeinsam erarbeitet, dass Luise ihre Speisen in Form von „Eat while walking“ angeboten werden. Somit ist es möglich, mit Fingerfood ein appetitliches und farbenfrohes Angebot für sie herzurichten.

Bedeutung von Biographiearbeit

Hier zeigt sich nun die Bedeutung einer gut geführten Biographie und professionellen Fallbesprechung, die im Rahmen aller beteiligten Berufsgruppen stattgefunden hat. Wurde im Vorfeld fachgerecht gearbeitet, haben die Pflegekräfte gelernt, wahrnehmbare Hinweise beim Bewohner zu deuten, im Team zu kommunizieren und umzusetzen. Wichtig dabei ist, ergebnisoffen in seiner Erwartung zu sein und möglichst das vollständige Bild des Bewohnerlebens einzubeziehen. So geben z.B. die Gewohnheiten früherer Esssituationen einen Hinweis darauf, ob der Bewohner seine Mahlzeiten lieber alleine oder in einer großen Runde zu sich nimmt, denn nicht immer hat ein mangelnder Appetit mit dem Speisenangebot an sich zu tun.

Um die Ess- und Trinkgewohnheiten von älteren Menschen zu verstehen, muss man die Zeit und das soziale Umfeld betrachten, in der sie aufgewachsen sind und in dem sie gelebt haben, nicht die unsere!

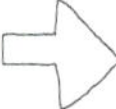 Völlig andere Ess- und Trinkgewohnheiten

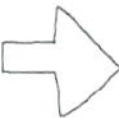 Lebensmittel und besonders Genussmittel waren teuer und wurden nicht weggeworfen

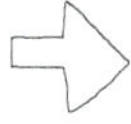 Obst und Gemüse gab es nur entsprechend der Jahreszeit und ggf. eingemacht

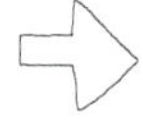 Es wurde aufgegessen, also nicht so viel auf den Teller gepackt

Durch Luises Biographie erfahren wir, dass sie jeden Mittag nicht nur ihre Familie, sondern auch die Mitarbeiter der Firma bekocht hat. Auch das Backen hat ihr viel Freude bereitet, da sie schon immer gerne Kuchen und Süßspeisen gegessen hat. Dies wurde in der Fallbesprechung berücksichtigt und Luises Maßnahmenplan enthält vollwertige Süßspeisen und nachmittags Kuchen, um ihren Bedürfnissen gerecht zu werden und ihren Appetit zu fördern.

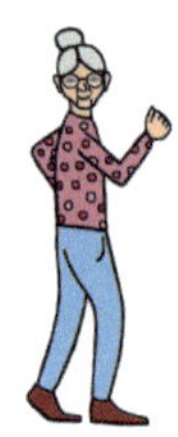

Umgebungsgestaltung – Die Rolle der Hauswirtschaft

Die Praxis zeigt, dass ein gutes Konzept für die Ernährungsversorgung erst durch die Mahlzeitengestaltung richtig abgerundet wird und die Hauswirtschaft dabei eine herausragende Rolle spielt. Sie ist u.a. verantwortlich für die Gestaltung der Mahlzeiten, die im Sinne des Leitbildes der Einrichtung wohl überlegt sind und jeden Tag aufs Neue individuell und bedürfnisorientiert umgesetzt werden, denn ob es den Bewohnern schmeckt, hängt auch mit der Umgebung zusammen, in der die Mahlzeiten aufgenommen werden. Dabei wird das gesamte Umfeld, in dem die Nahrungsaufnahme erfolgen soll, betrachtet. So soll die Raumgestaltung ein gelungener Kompromiss aus einer anregenden, aber nicht überreizenden Dekoration, sicherem Mobiliar und den notwendigen Freiflächen zum Abstellen von Gehhilfen sein. Dazu gehören event- oder jahreszeitenorientierte Dekorationen, die in geeignetem Licht gute Kontraste erkennen lassen, ohne dabei die Bewohner zu überfordern. Überfrachtete Spielereien und verwirrende Bilder oder Installationen sind hier genauso fehl am Platz wie karge, weiße und steril wirkende Wände und Flächen. Auch die Raumaufteilung sollte bedacht sein, sodass durch das Auftragen oder Nachlegen der Speisen keine Unruhe entsteht, kein Mobiliar verschoben werden muss oder sich die Pflegekraft um die Bewohner*innen schlängelt, um Getränke nachzufüllen. Eine akustische Untermalung kann hier sehr hilfreich sein, noch dazu, wenn sie auf die kulturelle Herkunft der Bewohner*innen zugeschnitten ist. Bei einer multikulturellen Zusammensetzung der Bewohnergruppe bietet sich eine ruhige musikalische Untermalung in Form von Instrumentalmusik an. Dass Gerüche einen entscheidenden Anteil an der Appetitbildung bei uns Menschen haben, bedarf eigentlich keiner Erwähnung und wenn, dann nur, dass das Empfinden zwar von Mensch zu Mensch unterschiedlich ist, aber wohl niemand gerne in einer geruchsüberfrachteten Umgebung sitzt, in der man die Tagesgerichte der vergangenen Woche noch erahnen kann. Eine olfaktorisch angenehme Wahrnehmung der Umgebung hilft hier ein Ambiente zu schaffen, das für die meisten den Appetit anzuregen vermag. Und zum Schluss kommt es auch noch darauf an, neben wem wir sitzen oder

> **Wenn es um Verbesserung von Ernährungssituationen geht, ist der Moment wichtig, in dem das Essen dem Tischgast übergeben wird. In diesen Sekunden nimmt die Person Einfluss, aus deren Händen der Teller kommt. Dieser persönliche Kontakt trägt maßgeblich dazu bei, wie Speisen angenommen und verzehrt werden.**
>
> *Martina Feulner, H wie Hauswirtschaft*

wen oder was wir uns dank unserer Sitzposition beim Essen ansehen und von wem wir gesehen werden. Hat die Hauswirtschaft hier gute Dienste geleistet, ist nun wieder die Pflegekraft am Zug. Je nach individueller Einschränkung der Bewohnerin stehen verschiedene Methoden einer passenden Unterstützung zur Verfügung. Einen einfachen und auch kostengünstigen Anfang kann eine passende Interaktionsgestaltung sein. Sie schließt direkt an die vorangegangenen Arbeiten der Hauswirtschaft an und kann sogar von ihr weiter unterstützt werden. Die Tische sind dabei mit Tischdecken und Servietten attraktiv gestaltet, sodass das ruhige Ambiente des Raumes fortgeführt wird und sich keine ablenkenden Gegenstände im Wirkungsbereich der Bewohner*innen finden. Wie oben bereits beschrieben, können mit vorsichtigen Reizen alle Sinne angeregt werden, die sich dann hoffentlich appetitfördernd zeigen. Gut organisiert und mit dem richtigen Tischnachbarn helfen vertraute Speisen und geübte Essrituale beim positiven Einstimmen auf die Nahrungsaufnahme. Bei den Bewohner*innen, denen das Essen buchstäblich nicht in den Sinn kommt, animieren verbale Aufforderungen und Berührungen und sind eine willkommene Stimulation.

Auch Luise profitiert von einer angemessenen Umgebungsgestaltung. Durch ihre demenziell bedingte Hinlauftendenz ist es für sie wichtig, dass die Stationen, an denen sie ihre Speisen für den Weg mitnehmen kann, ansprechend, ausreichend beleuchtet und nicht zu überladen gestaltet sind. Die „Essensstationen“ sollen Luise zum Essen animieren und Lust auf das Essen machen, ohne sie durch zu viel Dekoration zu überfordern.

Interaktionsgestaltung Essensbegleitung

Zeitdruck oder ein Mangel an Personal zur Unterstützung darf auf keinen Fall eine Rolle spielen, denn die Essenszeiten sind immer ein besonderer Moment der Ruhe und Geborgenheit. Konzeptionell ist von vornherein darauf zu achten, dass zu den Essenszeiten der Bewohner alle Mitarbeiter*innen, die zur Unterstützung nötig sind, zur Verfügung stehen und keinesfalls selbst gerade eine Pause machen oder mit anderen Dingen beschäftigt sind. Gut lassen sich an dieser Stelle auch speziell instruierte Laienpfleger einsetzen, sofern sie über die Besonderheiten des zu unterstützenden Bewohners informiert sind und an dieser Stelle eine Bezugspflegekraft würdig vertreten können. Aber auch hier muss beachtet werden, dass nicht jedem Bewohner jede Hilfe recht ist und auch nicht jeder Helfende.

Für unsere Luise entsteht hier eine Zwickmühle. Auf der einen Seite wissen wir aus der Biographie, dass sie es gewohnt war, in Gesellschaft zu essen. Auf der anderen Seite zwingt ihre Hinlauftendenz sie, in Bewegung zu bleiben. Aufgabe der Bezugspflege ist, eine individuelle Lösung für die Bewohner*innen zu finden. Würde Luise immer wieder aufgefordert sich zu setzen, so würde sie am Ende eher mit Ablehnung reagieren. Das „Eat while walking"- Angebot ist für sie die erarbeitete Lösung, die es auch hier zu unterstützen gilt, indem die Helfer sie auf das bereitgestellte Fingerfood aufmerksam machen und hin und wieder fragen, ob sie es schon probiert hat. Zudem wird so eine Unruhe für die anderen Bewohner im Speisesaal vermieden.

Hilfsmittel – kompetenter Einsatz

Sind die Handicaps einiger Bewohner zu stark ausgeprägt, um eine eigenständige Nahrungsaufnahme zu gewährleisten, ist es ratsam, geeignete Hilfsmittel anzubieten. Oberste Prämisse dabei ist der Erhalt oder das Wiedererlangen der Eigenständigkeit des Betroffenen. Jede angebotene Hilfestellung und jedes Hilfsmittel muss dabei sorgsam eingesetzt werden, damit dieses Ziel nicht verfehlt wird. Werden neue Herausforderungen bei einem Bewohner erkannt, so ist es an der Bezugspflegekraft, zusammen mit den beratenden Berufsgruppen, ein geeignetes Hilfsmittel zu finden und bestimmungsgemäß zum Einsatz zu bringen. Da die Formen der Beeinträchtigung von kognitiven Beeinträchtigungen bis zu Einschränkungen der Funktionalität von Armen und Händen oder Schluckstörungen reichen, muss die Pflegekraft die unterschiedlichen und ggf. gefährlichen Situationen sicher beurteilen oder in ihnen angemessen agieren können. Hierbei ist eine gute fachliche Ausbildung, aber oft auch die Unterstützung von Logopäden, Ergotherapeuten oder der Ernährungsberatung erforderlich, die mit ihren Berufserfahrungen dafür Sorge tragen, dass es durch die Anwendung von Hilfsmitteln nicht zum weiteren Verlust von Selbstständigkeit oder anderen Herausforderungen kommt. Wieder spielt dabei das Gesamtbild eine wichtige Rolle. Es helfen nicht das schärfste Messer und die beste Gabel, wenn das Kauen nicht klappt oder das Schlucken schwerfällt, weil die eingenommene Körperhaltung es verhindert. Jede unterstützende Maßnahme muss hier auf die Ursache der vorhandenen Beeinträchtigung abzielen, diese ausgleichen und ihr therapeutisch entgegenwirken. Das geht natürlich nur, wenn die Hilfsmittel passend zur Ursache gewählt werden und nicht deshalb zum Einsatz kommen, weil sie gerade mal vorhanden oder besser geeignete Hilfsmittel nicht bekannt sind. Für alle unterstützenden Maßnahmen und Hilfsmittel gilt, sie sollen unterstützen und nicht stigmatisieren. Gute Hilfsmittel sind als solche kaum zu erkennen und sollten schon allein deshalb von geschulten Fachkräften ausgewählt werden. Damit die richtigen Hilfsmittel auch richtig eingesetzt werden, bietet es sich an, regelmäßig, mindestens aber beim Erscheinen und in jedem Fall vor dem ersten Einsatz neuer Hilfsmittel, den sicheren Umgang ausreichend zu schulen und vielleicht sogar an einem gesunden Menschen auszuprobieren.

Beurteilung nach Erkrankung

Hilfsmittel bei

- Kraftlosigkeit, Sarkopenie, MS
- Schlaganfall
- Rheuma, Arthritis, Arthrose, Gelenk-Gicht
- Sehbeeinträchtigung
- Parkinson
- Schluckstörungen
- Demenz

Eine Auswahl an Hilfsmitteln der iuvas medical GmbH bei unterschiedlichen körperlichen, sowie kognitiven Erkrankungen finden Sie hier:

www.iuvas.de/hilfsmittelauswahl

Luise konnte bereits seit einiger Zeit nichts mehr mit dem Besteck anfangen und auch das Anreichen der Speisen zeigte keine Verbesserung. Zusätzlich hatte Luise mit Unruhe zu kämpfen und lief bei den Mahlzeiten davon. Die Lösung in der Fallbesprechung war schließlich, es mit dem Konzept „Eat while walking" zu probieren, bei dem sie unterwegs Speisen zu sich nehmen kann. Für Luises Kombination einer Hinlauftendenz und dem Ablehnen von Besteck ist Fingerfood das prädestinierte Hilfsmittel. Ihre Speisen sind mundgerecht zubereitet und gut greifbar. Außerdem wird darauf geachtet, dass die Häppchen und Getränke gut als solche erkennbar sind und durch den Verzehr keine Rückstände an ihren Händen und Fingern bleiben. Ungeachtet des besonderen Angebotes für Luise steht natürlich immer auch ein Platz am Esstisch bereit, falls sie wie früher in Gesellschaft essen möchte.

Der Bandbreite verfügbarer Hilfsmittel sind in der heutigen Zeit kaum noch Grenzen gesetzt. Von der trivialsten Erweiterung eines normalen Bestecks oder Geschirrs durch zusätzliches Gewicht, Größe oder Rutschfestigkeit bis hin zu kleinen mechanischen Wunderwerken, die starkes Zittern und Schütteln auszugleichen vermögen, halten die Anbieter einiges im Angebot bereit. Um sich in dieser Vielfalt angebotener Hilfsmittel besser orientieren zu können, hat es sich bewährt, auf Beschreibungen der Hersteller oder passende Broschüren zurückzugreifen. Hier findet man die unterschiedlichen Hilfsmittel geordnet nach der jeweiligen Einschränkung bzw. dem benannten Krankheitsbild und man bekommt ggf. noch die ein oder andere Anregung, worauf zu achten ist, welche weiteren Risiken bestehen und welche Hilfsmittel in besonderen Fällen nicht zum Einsatz kommen sollten.
Abschließend darf bei allen Angeboten natürlich auch nicht das absolute Lieblingswerkzeug der Menschen vergessen werden, die eigenen Finger. Ein ausgewogenes Angebot an Fingerfood, sei es um mit Essstationen „Eat while walking" zu ermöglichen oder weil die Finger des Betroffenen mit der Handhabung jedweden Werkzeugs überfordert sind, ermöglicht am Ende eine gute Nahrungsaufnahme. Stimmen Zusammensetzung und Konsistenz und verfolgen Küche, Hauswirtschaft, Begleitender Dienst, Pflege und Ernährungsberatung dasselbe Ziel, kann am Ende sehr gut die Sicherung und Förderung der oralen Ernährung erreicht werden.

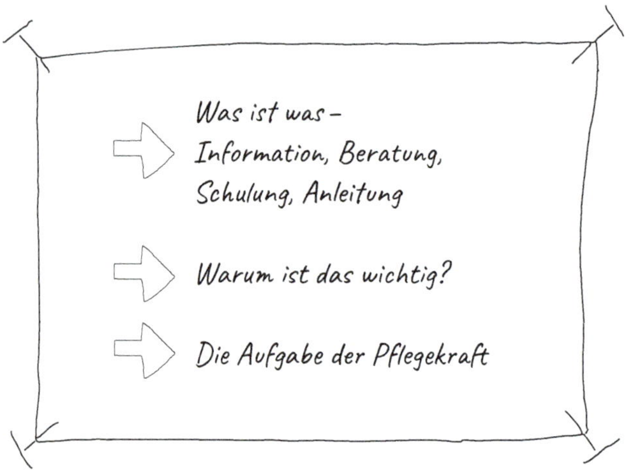

Was ist was – Information, Beratung, Schulung

Bei der Unterscheidung zwischen Information, Beratung, Anleitung und Schulung, kommt es gar nicht so sehr darauf an, wie welche Form genau benannt ist. Zwar unterscheidet der Expertenstandard zwischen den einzelnen Formen der Informationsweitergabe und Hilfestellungen, jedoch fordert er gleichermaßen die Pflegekraft dazu auf, je nach Bedarf und Gelegenheit zu unterscheiden und das jeweils passende Angebot zu wählen. Allen gemein ist, dass es um eine zielgerichtete, bedarfs- und bedürfnisorientierte Weitergabe von Informationen rund um das Thema Essen und Trinken und Vorbeugung von Mangelernährung geht. Dabei ist eine *Information* die situative Weitergabe von notwendigem Wissen zum Thema Ernährung. Egal, ob dem Bewohner, seinen Angehörigen oder einem bestellten Betreuer, hier wird Wissen für die weitere Maßnahmengestaltung vermittelt. Dies geschieht bisweilen während des Tagesablaufes, bei Routine-Begegnungen oder bei einem zufälligen Kontakt mit den o.g. Personen, ohne dass zu einem speziellen Termin eingeladen wurde. Dazu gehören auch allgemein gehaltene Infoveranstaltungen oder Angehörigen-Abende, wo zwanglos diverse Themen im größeren Kreis, wie z.B. „Eat while walking" behandelt werden und Teilnehmer*innen gerne Fragen stellen können und optional sogar probieren können.

Eine *Beratung* hingegen hat einen eher persönlichen Charakter und entspricht einer geplanten und umfänglicheren Informationsweitergabe. Angehörige werden eingeladen, um von der Pflegekraft über notwendige Veränderungen bei der individuellen Versorgung ihres Angehörigen aufgeklärt zu werden. In ungestörter Atmosphäre, bestenfalls einem extra dafür konzipierten Raum, klärt die Pflegekraft Angehörige und Bewohner tiefergehend über Möglichkeiten oder Notwendigkeiten bei der zukünftigen Nahrungsversorgung auf. Dabei werden Maßnahmen erläutert, die Beweggründe benannt und die zu erreichenden Ziele formuliert. Für den Fall, dass eine Fachexpertise notwendig ist, zieht die Pflegekraft Expert*innen hinzu, wie z.B. die Ernährungsfachkraft, einen Logopäden, Ergotherapeuten oder was auch immer nötig ist.

Bezogen auf unsere Luise ist es notwendig, ein Beratungsgespräch mit ihren Angehörigen durchzuführen, bei dem Luises Kinder alles über die für die Zukunft angesetzten Maßnahmen erfahren. Die Bezugspflegekraft informiert über die voranschreitende Demenz ihrer Mutter, erläutert, welche Maßnahmen in der bereits erfolgten Fallbesprechung vorgeschlagen wurden und was das in ihrem Fall zu bedeuten hat. So wird es um den aktuell erhöhten Energie- und Nährstoffbedarf ihrer Mutter gehen und wodurch er entsteht. Außerdem wird aufgezeigt, dass ihre Unruhe nicht nur Einfluss auf ihre Bedarfe nimmt, sondern zusätzlich noch die normale Nahrungsversorgung in der Gruppe erschwert. Das Prinzip „Eat while walking" wird erläutert und die Vorteile des Fingerfoods benannt. Außerdem ist noch etwas Zeit eingeplant, um alle Fragen, die zum Thema Ernährung auftreten, zu beantworten.

Das eigentliche *Anleiten* kann auch als Mini-Schulung verstanden werden. Hierbei nimmt sich der Pflegeprofi die Zeit, Abläufe zu trainieren, neue Hilfsmittel vorzustellen und unterstützt bei der Umsetzung, bis beim Betroffenen ein Grad der Übung erreicht ist, der es ihm erlaubt, eigenständig fortzufahren. Dabei ist es unerheblich, ob es der Bewohner selbst ist, dem etwas beigebracht wird, ein Laienhelfer, der bei einer neuen Aufgabe unterstützen kann oder die Angehörigen, die bei ihren Besuchen so den Pflegealltag professionell begleiten können.

Damit Luise sich zukünftig gut mit ihren Speiseangeboten zurechtfindet, wird sie regelmäßig von Pflegenden auf ihre Essstationen aufmerksam gemacht und beim Probieren im Umgang mit Fingerfood angeleitet.

Die *Schulung* ist das Mittel der Wahl, wenn es mit einer einfachen Informationsweitergabe im üblichen Maß nicht mehr getan ist. Pflegeassistenten, Angehörigen oder Laienpfleger*innen kann so ein tiefergehendes Wissen zu sehr spezifischen Anforderungen aus der Nahrungsversorgung vermittelt werden. Dabei folgt die Schulung einem von der Pflegefachkraft erarbeiteten Konzept, das sie unter Einbeziehung von Fachexperten anderer Professionen abgestimmt und erstellt hat. Innerhalb der Schulung unterstützt die Verwendung multimedialer Techniken die Aufnahme des zu lernenden Stoffes und die theoretisch vermittelten Inhalte werden durch praktisches Anwenden geübt.

*Jede Pflegekraft sollte wissen, was für Speisen sie den Bewohner*innen präsentiert und anreicht. Für ein gutes Gelingen sollte sie mit auf den Weg genommen werden. So können alle Pfegenden für eine Mini-Schulung in die Küche eingeladen werden und dort erfahren, wie individuelle Sonderkostformen produziert werden und welche Zielsetzung damit verfolgt wird.*

Warum ist das wichtig?

Natürlich stellt sich die Frage, warum ein solcher Aufwand zu betreiben ist, zumindest immer dann, wenn es über ein kurzes Gespräch während der Alltagsroutine hinausgeht. Ein afrikanisches Sprichwort sagt, „Angst essen Seele auf!", und Angst definiert sich als Furcht vor dem Unbekannten. Was hilft also besser als Kommunikation, Information und das Unbekannte zu etwas Bekanntem zu machen. So kann verhindert werden, dass Bewohner*innen und Angehörige überfordert sind oder schlicht aus Angst oder Ungewissheit Maßnahmen ablehnen und nicht voll unterstützen.

Die Aufgabe der Pflegekraft

Dreh- und Angelpunkt ist auch hier die Pflegefachkraft. Um den formulierten und validen Beratungsanspruch von Bewohner*innen und Angehörigen zu bedienen, bedarf es einer Edukationskompetenz, also der Fähigkeit, andere zielorientiert unterrichten zu können. Gleichzeitig müssen die Unterrichtenden die Fähigkeit besitzen, einen Beratungsbedarf zu erkennen und die jeweils geeignete Methode zum Anleiten oder Weiterbilden zu wählen. Also gestaltet die Pflegekraft die Informationsweitergabe anhand der erkannten Bedarfe und erweitert das Angebot ihres eigenen Fachwissens zu den einschlägigen Ernährungsthemen um das hinzugezogener Fachexperten.

Wird ein gutes Informations-Management in einer Einrichtung gelebt und sind entsprechende Prozesse etabliert, zeigt sich das durch eine gute Dokumentation über den Inhalt, Verlauf und das Ergebnis von Informationsveranstaltungen. Bewohner*innen und Angehörigen ist anzumerken, dass sie verstanden haben, worum es bei anberaumten Maßnahmen geht, und sie sind in der Regel besser eingebunden und kennen die Möglichkeiten ihrer individuellen Nahrungsversorgung.

Evaluieren

Der letzte Part des Expertenstandards beschäftigt sich mit der Evaluation, d. h. dem Überprüfen, ob die geleistete Arbeit auch den gewünschten Erfolg bringt. Schon vom ersten Arbeitsschritt an besteht bei einer professionellen Pflege der Anspruch, regelmäßig und zielgerichtet zu evaluieren, also zu überprüfen, ob und inwieweit die umgesetzten Maßnahmen Wirkung zeigen. Je nachdem, zu welcher Art Maßnahme oder Pflegetätigkeit eine Evaluation durchgeführt wird, können Ansatz und Aufwand sehr unterschiedlich sein. Geht es z.B. darum zu schauen, ob bei einem Bewohner mit Kaubeschwerden das Ändern der angebotenen Konsistenz wieder zur Teilnahme an der Gemeinschaftsverpflegung führt, fällt das Ergebnis automatisch auf und es genügt eine entsprechend formulierte Notiz in der Dokumentation, um das Ergebnis den anderen Professionen mitzuteilen. Handelt es sich jedoch um einen weniger deutlicheren Fall, wie etwa die Anpassung der zur Verfügung gestellten Energiemenge, weil die Bewohnerin an Gewicht verloren hat, so sind meist Essprotokolle erforderlich und auf jeden Fall ein regelmäßiges Wiegen, natürlich ebenfalls mit der entsprechenden Dokumentation. Notwendig und sinnvoll ist eine solche Überprüfung immer, denn nur so ist man in der Lage sicherzustellen, dass

- ✓ *die Anamnese stimmig ist,*
- ✓ *die richtige Diagnose gestellt wurde,*
- ✓ *die gewählte Therapieform funktioniert,*
- ✓ *eine drohende oder vorhandene Mangelversorgung schnellstmöglich abgewendet wird,*
- ✓ *alle Maßnahmen nur so lange angewendet werden, wie sie notwendig sind und der Aufwand für die Pflegekräfte auf ein Minimum reduziert bleibt.*

Fließt das Evaluieren in die betriebliche Übung mit ein und haben sich alle daran gewöhnt, wird es kaum noch als Mehraufwand wahrgenommen. Wird das Ansetzen einer Evaluation dann gleich noch in die bestehenden Prozesse integriert, wie z.B. als letzten Punkt im Ablauf einer Fallbesprechung, wo schon das Datum für die anstehende Evaluation festgelegt wird, wird verhindert, dass diese Form der Kontrolle vergessen wird.

Evaluationsgespräch Luise:

Silvio (PFK / Bezugspflege)
„Wir haben das Ess- und Trinkprotokoll nach einer Woche abgesetzt. Es war deutlich zu erkennen, dass sie gerade die zusätzlichen Zwischenmahlzeiten in Form von Fingerfood sehr gut angenommen hat. Und das Trinkprotokoll lässt erkennen, dass die zusätzlichen Smoothies deutlich zur Deckung des Flüssigkeitsbedarfes beigetragen haben."

Michelle (Ernährungsfachkraft)
„Luise hat von den bereitgestellten 2835 kcal, durchschnittlich 2250 kcal am Tag zu sich genommen und damit ist ihr Bedarf von 2106 kcal gedeckt. Eine weitere Gewichtsabnahme ist erst einmal nicht zu befürchten."

Silvio (PFK / Bezugspflege)
„Wir haben Luise gewogen und sie hat tatsächlich nicht weiter abgenommen, das Gewicht zu halten war unser größtes Bestreben und das haben wir erreicht. Wenn es ihr dann weiterhin auch so gut schmeckt und alle Pflegenden die Angebote weiter aktiv anbieten, ist sogar mit einer Gewichtszunahme zu rechnen. Das werden wir beim nächsten monatlichen Wiegen erfahren."

Dörthe (Begleitender Dienst)
„Ich bin auch ganz begeistert, alle im Team haben die Sonderkostformen regelmäßig angeboten und Luise mundet es sehr. Das ist uns besonders bei den Mini-Muffins aufgefallen, die konnte sie auch auf ihren Wegen problemlos mitnehmen und davon naschen."

Christina (Köchin)
„Das freut mich zu hören und ich gebe das Feedback an die Küche weiter. Wenn es den Bewohnern schmeckt, macht die Arbeit Sinn und Spaß."

! Beim monatlichen Wiegen, wurde eine Gewichtszunahme verzeichnet. Die Wirksamkeit der Maßnahmen ist so bestätigt und konnte als Erfolg dokumentiert und Luises Kindern übermittelt werden.

Abschließend stellen wir also fest, dass ein regelmäßiges Überprüfen der Pflegequalität einer der Grundpfeiler guter Pflege ist.

Tipp:

Gutes Evaluieren berücksichtigt neben den eigentlichen Zielen immer auch die aktuellen Geschehnisse aus dem Umfeld der Bewohner*innen. Von Veränderungen im Privaten, über die ganz allgemeinen Veränderungen des Pflegealltags bis zur Anpassung einer Medikation. Nur eine ganzheitliche Betrachtung lässt einen belastbaren Rückschluss auf den Erfolg angesetzter Maßnahmen zu.

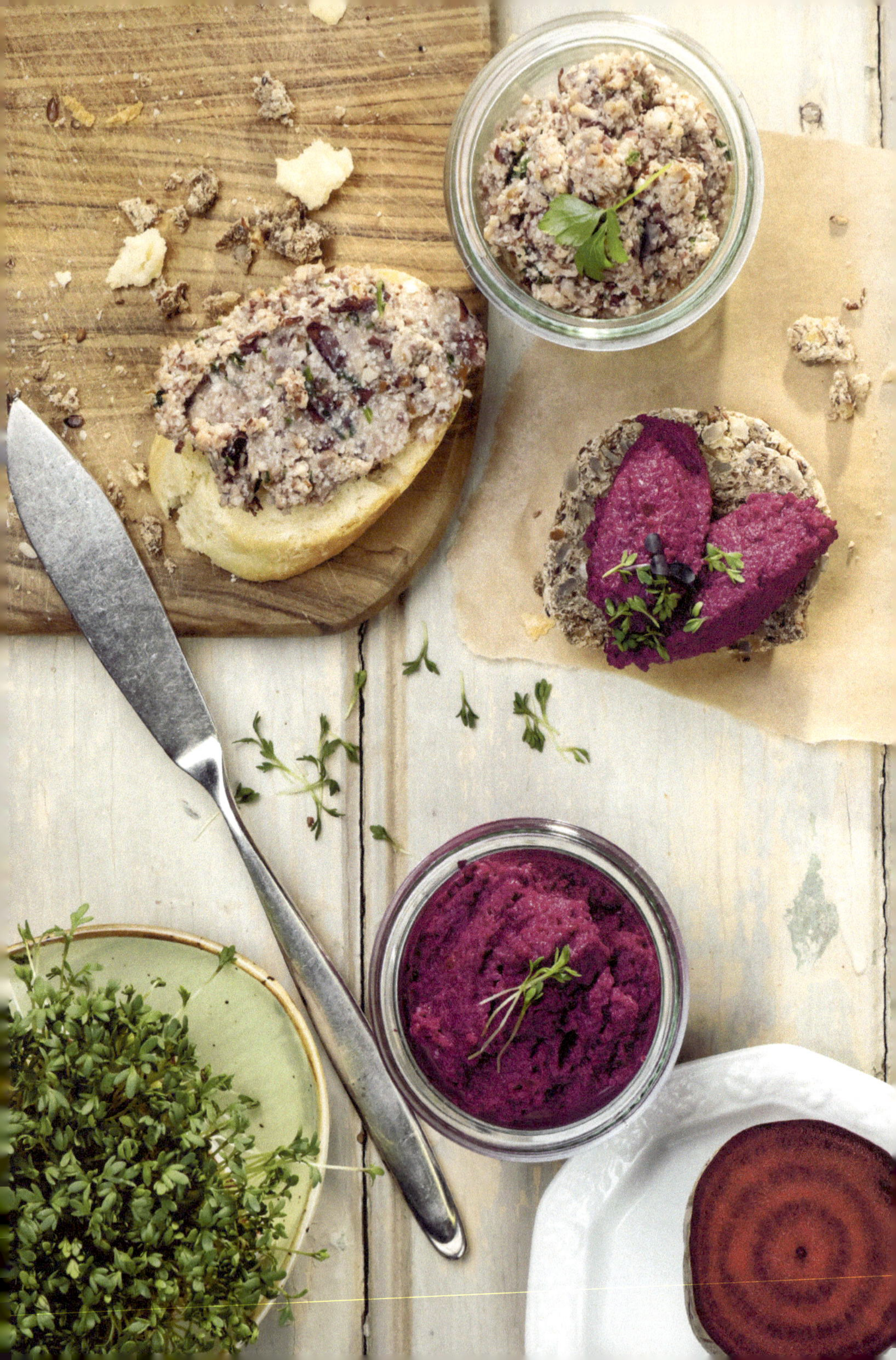

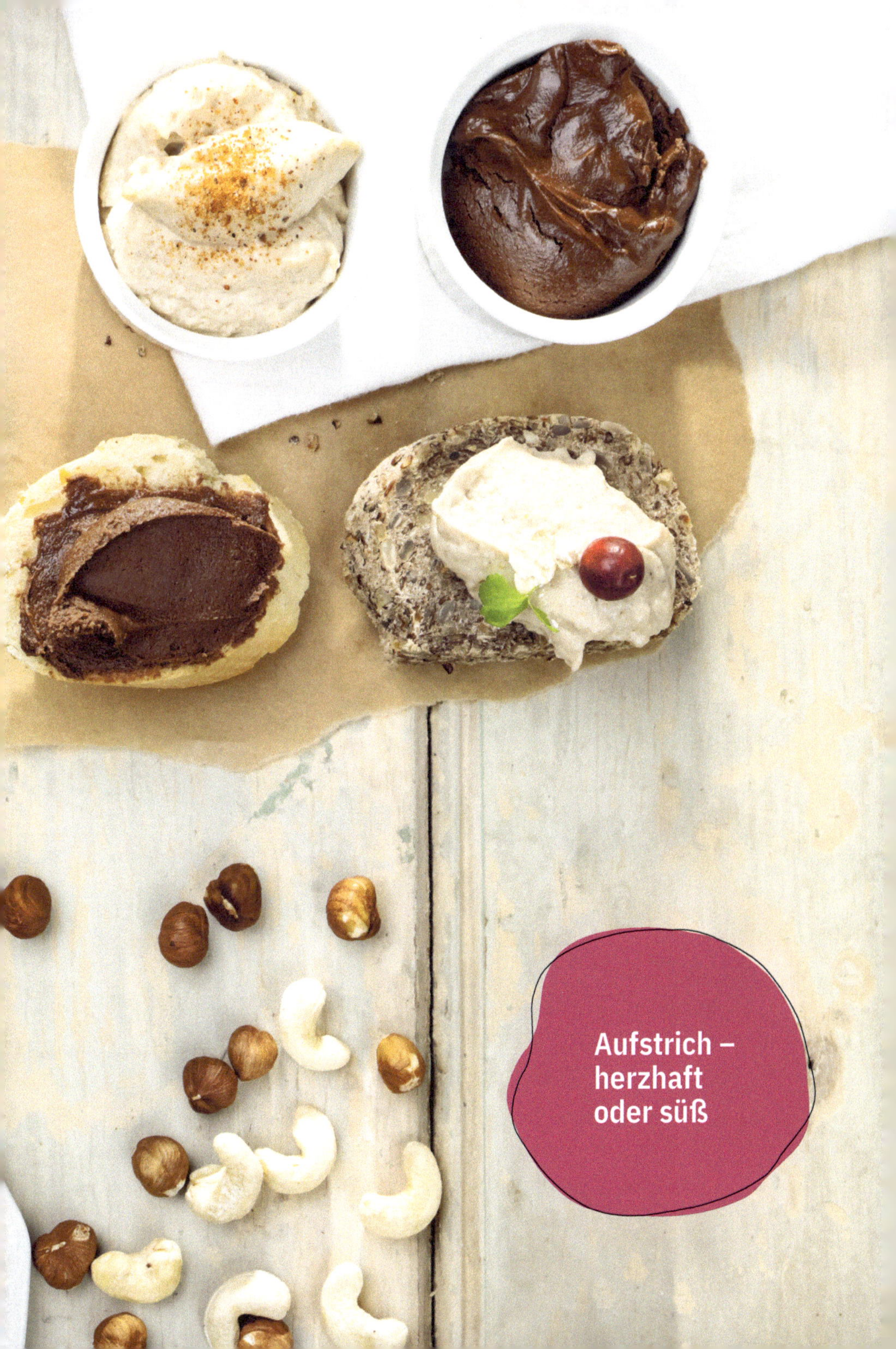
Aufstrich –
herzhaft
oder süß

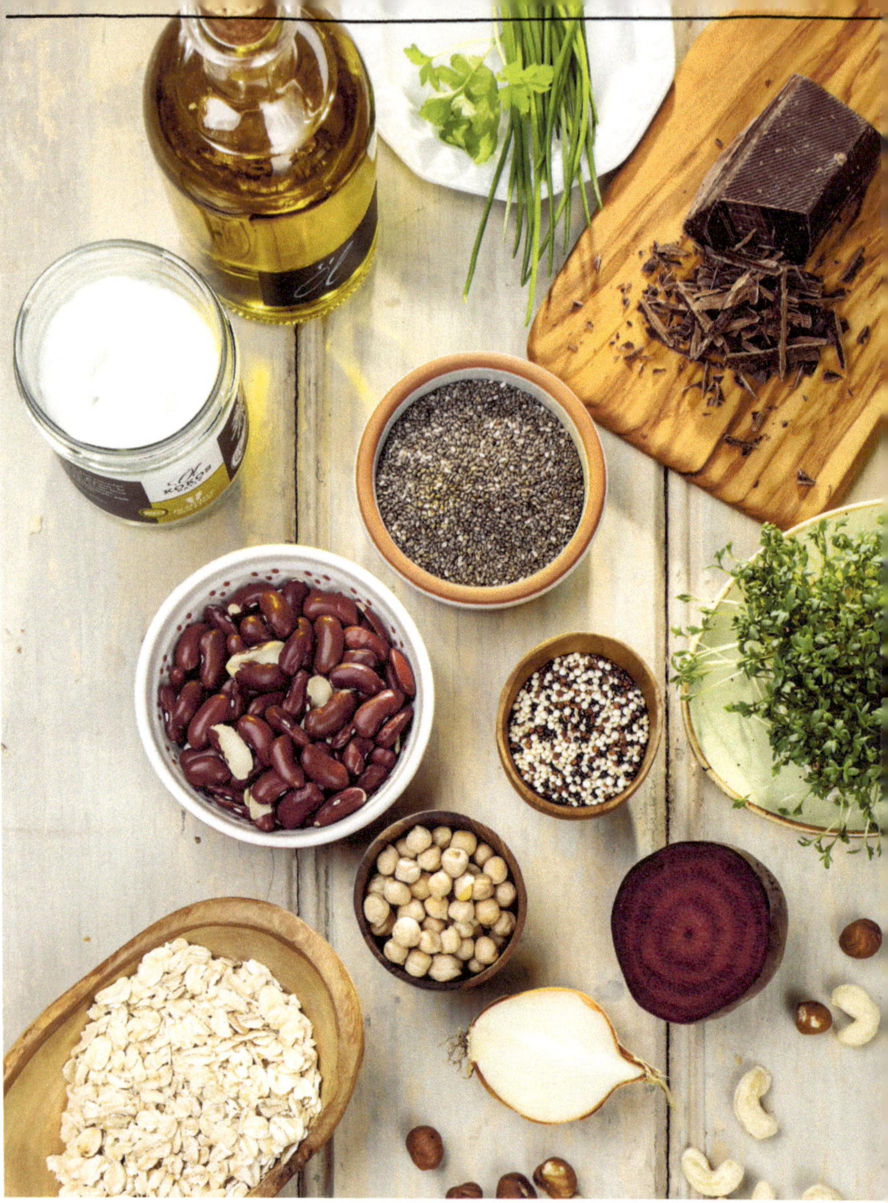

Basics für die Aufstrichherstellung sind z.B. Hülsenfrüchte, Tofu oder Nüsse. Geröstete Zwiebeln machen sich in vielen herzhaften Aufstrichen sehr gut. Sonnenblumenkerne sind eine günstige Zutat, die vielseitig einsetzbar ist, da sie mit ihrem neutralen Geschmack zu jedem Gemüse & zu Kräutern passt.

Cashew-Schokoladen-Aufstrich – für 827 g Gesamtmenge

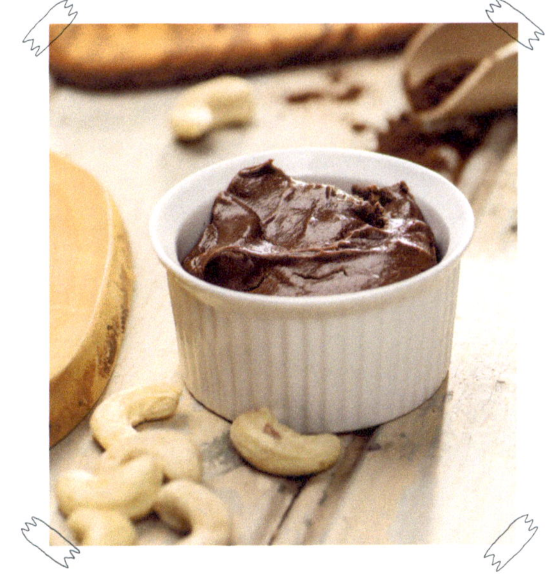

100 g Bitterschokolade, 72 % (vegan)
500 g Cashewmus eigene Herstellung (siehe unten)
125 g Margarine
2 Pk. Vanillenzucker
4 EL Kakaopulver

Alle Zutaten in einem Wasserbad schmelzen lassen und gut verrühren. In Gläser abfüllen und im Kühlschrank erkalten lassen.

Energie	Fett	Kohlenhydrate	Eiweiß	Ballaststoffe	Angaben
563 kcal	43,5 g	26,2 g	15,5 g	4,93 g	je 100 g

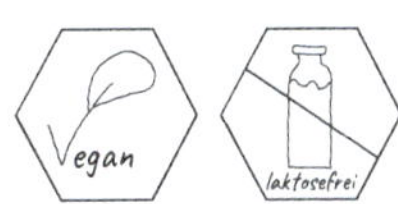

Cashewmus eigene Herstellung

500 g Cashewkerne   30 g Agavendicksaft   Prise Salz   Prise Zimt

Cashewkerne auf einem Backblech verteilen und für zehn bis 15 Min. bei 160 °C Umluft im Backofen so lange rösten, bis sie leicht gebräunt sind. Die Cashewkerne komplett abkühlen lassen. Anschließend im Mixer zermahlen, bis ein feines Pulver entsteht.
Nach einer Weile werden sich kleine Klümpchen bilden und sich zu einer festeren Masse zusammenfügen. Nussmasse solange weiter mixen, bis schließlich ein cremiges, homogenes Mus entstanden ist. Fügen Sie nach Belieben weitere Zusätze wie Salz oder Zimt hinzu. Achtung: Wenn die Masse zwischendurch sehr warm wird, bitte eine Pause von ca. 5 – 10 Min. einlegen und erst dann weiter mixen. Fertiges Cashewmus am besten in ein steriles Glas füllen. Bei Raumtemperatur und dunkler, trockener Lagerung hält sich das Mus mindestens 2 – 3 Monate.

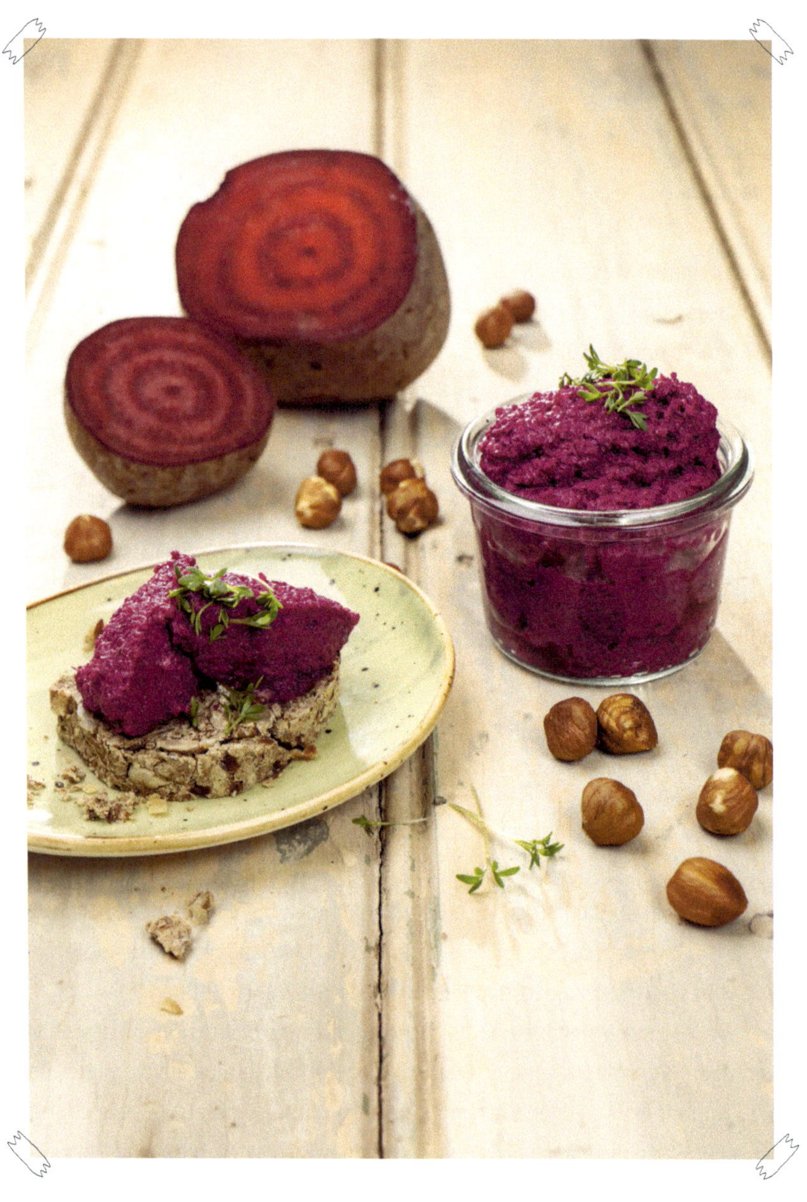

Power-Brot & Rote-Bete-Aufstrich – für 2,06 kg Gesamtmenge

Zutaten Brot:

425 g Buchweizenmehl
125 g Haselnusskerne grob gehackt
115 g Leinsamen
4 EL Chiasamen
8 EL Flohsamenschalen
1 1/2 TL Meersalz
2 EL Ahornsirup
4 EL Kokosöl

Zutaten Aufstrich:

500 g gekochte / vakuumierte Rote Bete
260 g Sonnenblumenkerne (geröstet)
3 EL Mandelmilch
3 EL Olivenöl
2 EL Apfelessig
Salz
Pfeffer
Kresse
Meerrettich

Für das Brot (siehe Zutaten Brot) alles miteinander verkneten. Anschließend in eine Terrinenform oder schmale gefettete Backform geben. Diese Masse für ca. 2 Std. ruhen lassen anschließend bei 175 °C im Ofen für 30 – 40 Min. backen.

Rote Bete in Stücke schneiden. Mandelmilch, Meerrettich, Olivenöl, Apfelessig und die gerösteten Sonnenblumenkerne dazugeben und fein pürieren, mit Salz und Pfeffer abschmecken.

Brot nach der Backzeit aus dem Ofen nehmen, etwas auskühlen lassen und in dünnen Scheiben schneiden. Mit dem Rote Bete-Aufstrich schöne Häppchen servieren.

Energie	Fett	Kohlenhydrate	Eiweiß	Ballaststoffe	Angaben
256 kcal	13,4 g	24,9 g	7,43 g	4,39 g	je 100 g

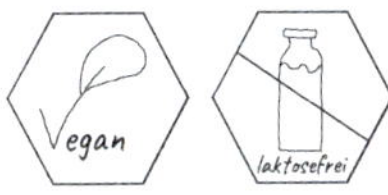

Müsli-Brotaufstrich – für 215 g Gesamtmenge

120 g Magerquark oder veganer Quark
15 g Haferflocken
10 g Haferkleie
15 g Haselnüsse gerieben
15 g Bananenchips getrocknet
1 Msp. Zimt
10 g Agavendicksaft
30 g Aprikosenkonfitüre / Marmelade

Nüsse, Bananenchips, Kleie und Haferflocken sehr fein mixen, das entstandene Mehl zu Seite stellen und die restlichen Zutaten im Mixer fein mixen, anschließend mit der Mehlmischung verrühren und ggf. nochmal abschmecken. Für die Alternative veganen Quark können sie einen Sojajoghurt über Nacht mit Hilfe eines Nussmilchbeutels und eines Siebs abtropfen lassen oder veganen Quarkersatz kaufen, hier empfiehlt es sich, Seidentofu zu nehmen.

Energie	Fett	Kohlenhydrate	Eiweiß	Ballaststoffe	Angaben
218 kcal	9,48 g	19,1 g	11,3 g	3,86 g	je 100 g

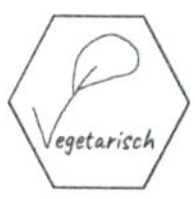

Rauchaufstrich „Leberwurst-Style“ – für 297 g Gesamtmenge

100 g Räuchertofu
125 g Kidneybohnen, Konserve
30 g (rote) Zwiebel
15 g Olivenöl
10 g Petersilie frisch / 2 g getrocknet
5 g Majoran frisch / 1 g getrocknet
3 g Salz
8 g Senf
Pfeffer

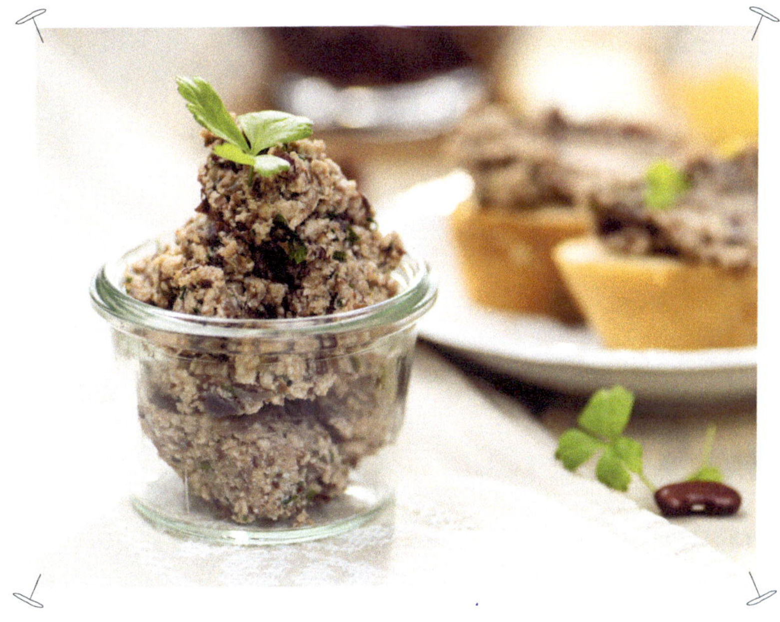

Zwiebel schälen, in feine Würfel schneiden und in der Pfanne mit etwas Öl und dem Majoran glasig dünsten. Gekochte Kidneybohnen, angeschwitzte Zwiebel, Räuchertofu, Salz, Senf und Pfeffer in den Mixer geben, bis diese Masse eine Konsistenz von grober Leberwurst hat. Kühl gelagert ist die Masse 7 – 10 Tage haltbar.

Energie	Fett	Kohlenhydrate	Eiweiß	Ballaststoffe	Angaben
232 kcal	9,04 g	16,8 g	15,8 g	10 g	je 100 g

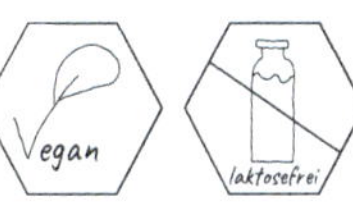

Porridge

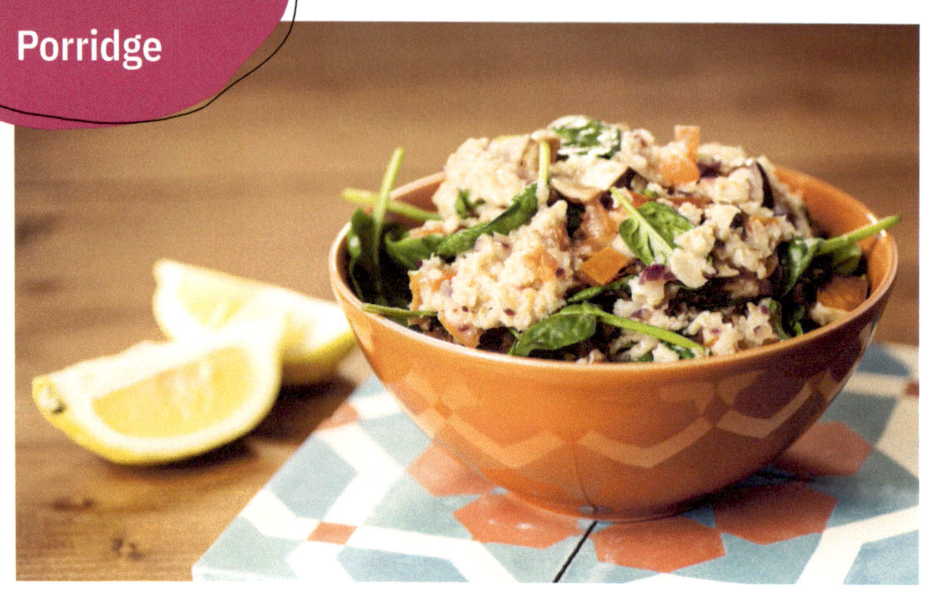

Porridge mit Tomaten, Spinat und Champignons – für 482 g Gesamtmenge ca. 4 Portionen

10 g Rapsöl
30 g Zwiebel fein gewürfelt
30 g getrocknete Tomate in Öl abgetropft & fein gewürfelt
50 g Champignons gewürfelt
50 g grobe Haferflocken
250 ml Gemüsebrühe
50 g Spinat frisch
1 EL Hefeflocken
1 Spritzer Zitronensaft
1 Zehe Knoblauch fein gehackt
Kräuter optional
Salz

Die Tomaten fein würfeln, die Champignons in Würfel schneiden und den Spinat waschen. Die Zwiebel würfeln und die Zutaten bereithalten. Das Öl in einer tiefen Pfanne erhitzen und die Zwiebel darin anschwitzen. Die Tomaten & Knoblauch zugeben und anbraten. Haferflocken, die Brühe und die Champignons zugeben und unter Rühren 3 Min. köcheln lassen. Dann den Spinat zugeben und unterrühren, zusammenfallen lassen. Den Porridge mit Hefeflocken, Salz und einem Spritzer Zitronensaft abschmecken, in eine Schale geben und mit Kräutern garnieren.

Energie	Fett	Kohlenhydrate	Eiweiß	Ballaststoffe	Angaben
58,3 kcal	1,45 g	7,45 g	2,92 g	1,63 g	je 100 g

3,52 g Eiweiß p. Port. **1,96 g Ballaststoffe p. Port.**

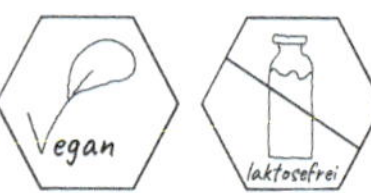

Hirse-Porridge „Cappuccino Style“ – für 492 Gesamtmenge ca. 4 Portionen

50 g Hirseflocken
360 ml Milch
1 Prise Salz
1 Espresso (doppelt)
etwas Zucker (braun, nach Geschmack)
1 Prise Kardamom

Aus der Milch mit der Hirse und dem Salz einen Brei kochen. Diesen ca. 10 Min. köcheln lassen. Esspresso, Zucker und Kardamom verrühren, anschließend unter den Hirsebrei ziehen. Garnieren und servieren.

Energie	Fett	Kohlenhydrate	Eiweiß	Ballaststoffe	Angaben
109 kcal	3,03 g	16,4 g	3,57 g	401 mg	je 100 g

4,39 g Eiweiß p. Port. **0,49 g Ballaststoffe p. Port.**

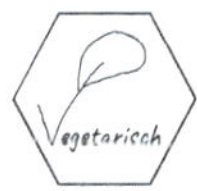

Porridge mit Feige und Nüssen – für 422 g Gesamtmenge ca. 4 Portionen

250 ml Milch
50 g Haferflocken, Hirse oder Dinkelflocken
10 g Honig
2 g Zimt
2 St. Feigen (getrocknet od. frisch)
50 g Feta
5 St. Walnüsse

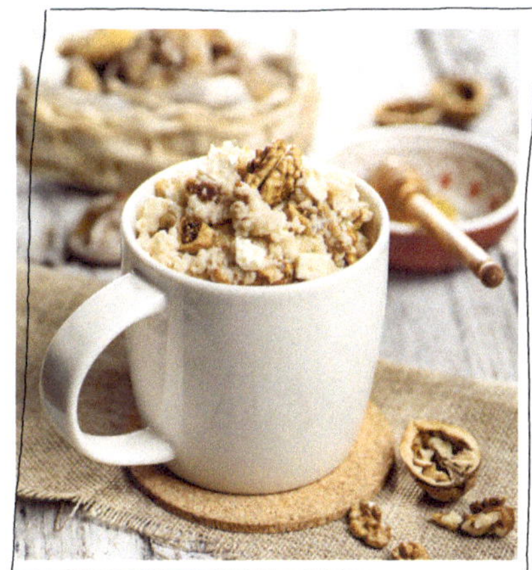

Die Milch aufkochen, Haferflocken dazu geben, vom Herd nehmen und bis zur gewünschten Konsistenz ziehen lassen. Honig und Zimt in den Haferbrei rühren und die frischen Feigen gründlich waschen und mit dem Fetakäse in Würfel schneiden. Die Walnüsse grob hacken, zusammen mit den Feigen und Feta gewürfelt zum Porridge geben.

Mein Tipp: Für eine schöne Garnitur können Sie Feigen,-Feta-, und Walnusskrümel übrig lassen und über das Porridge streuen.

Energie	Fett	Kohlenhydrate	Eiweiß	Ballaststoffe	Angaben
166 kcal	9,17 g	13,5 g	6,34 g	1,67 g	je 100 g

6,69 g Eiweiß p. Port. **1,76 g Ballaststoffe p. Port.**

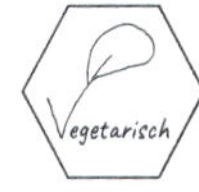

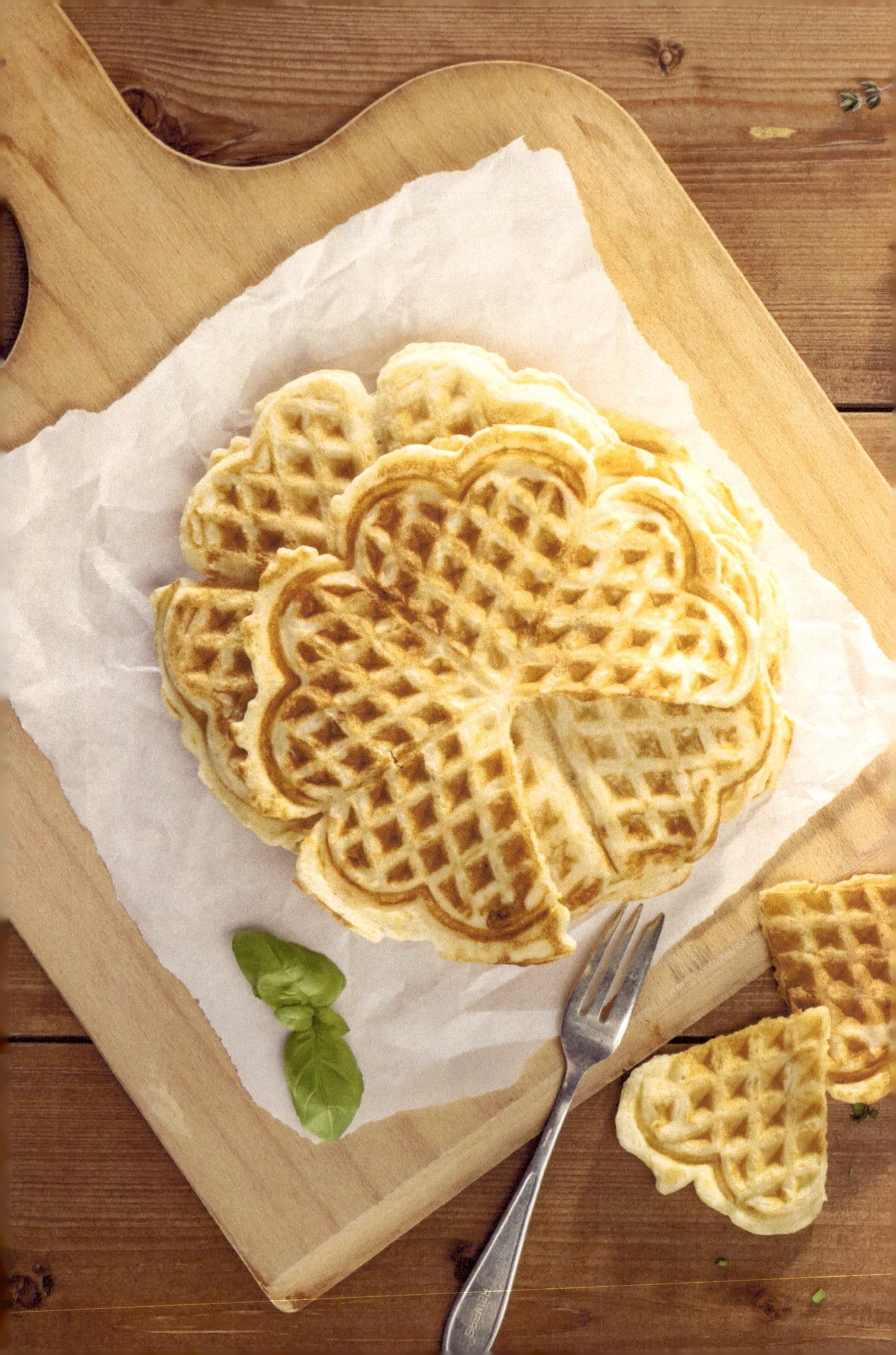

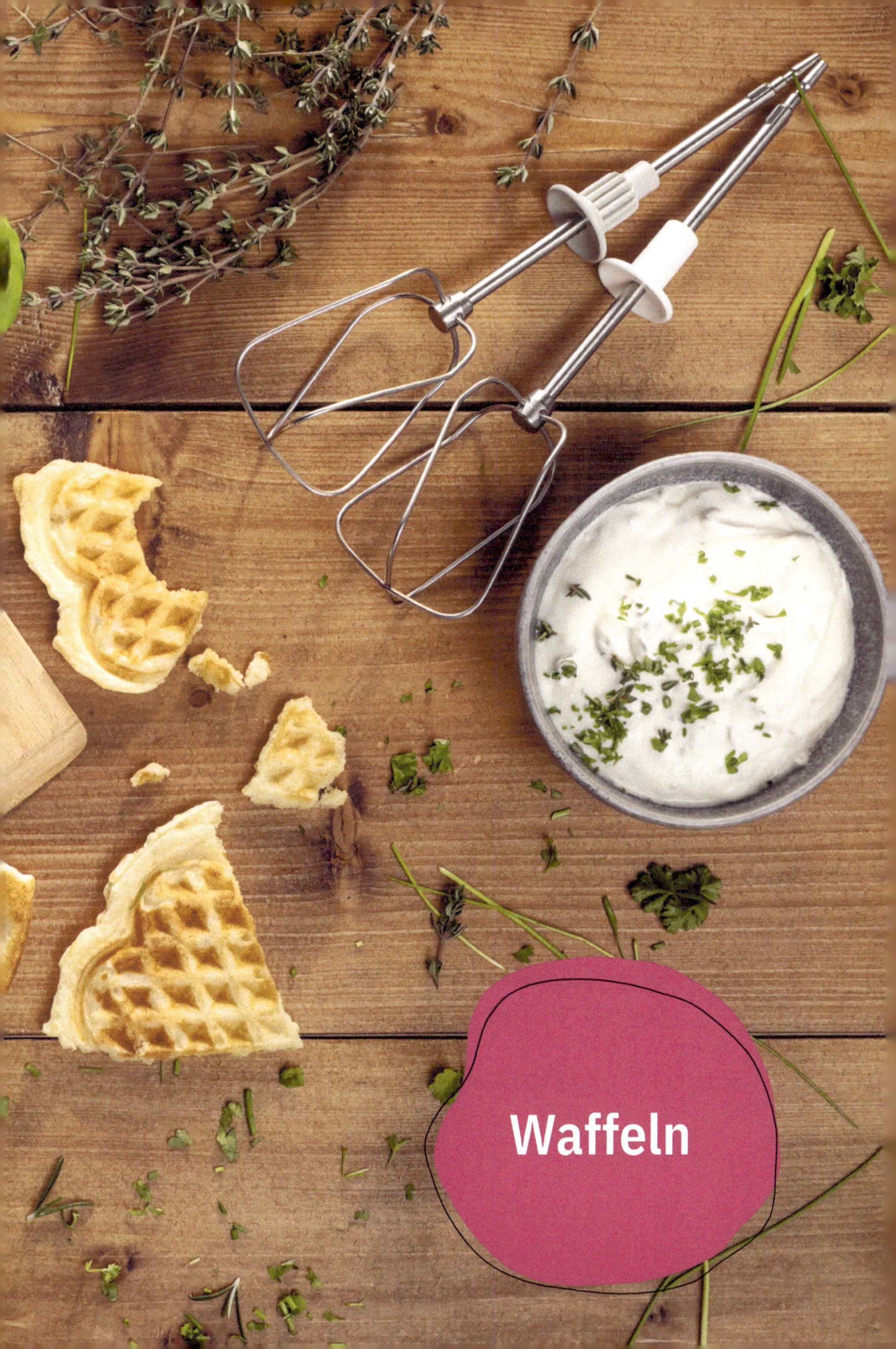
Waffeln

Belgische Waffeln – für 1 kg Gesamtmenge ca. 4 bis 8 Portionen

300 g Dinkelmehl
250 ml Milch
3 Eier
175 g Margarine
80 g Zucker
8 g Backpulver
1 g Salz
8 – 10 g Puderzucker

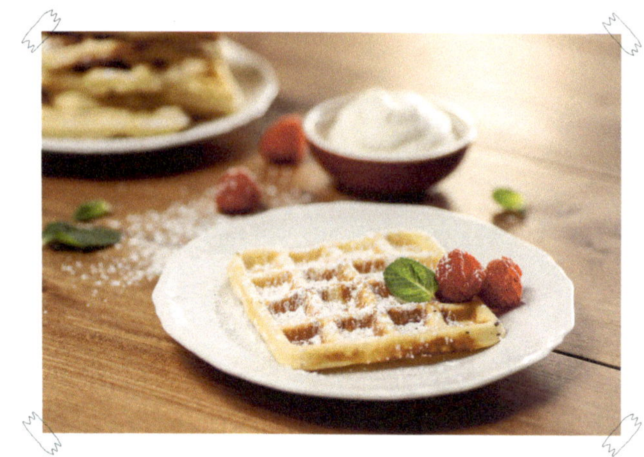

Margarine, Zucker und Salz in eine Schüssel geben und mit der Küchenmaschine auf höchster Stufe aufschlagen, bis der Zucker aufgelöst ist (ca. 3 Min.). Eier hinzufügen und ausgiebig weiter rühren, bis der Teig schön schaumig ist. Dinkelmehl und Backpulver vermischen und kurz unter den Teig rühren. Milch zufügen und erneut kurz durchrühren. Waffeleisen aufheizen, gut mit Öl einfetten und den Waffelteig hineingeben. Diese Waffeln sind nach wenigen Min. fertig, wenn sie goldbraun sind. Die noch warmen Waffeln mit Puderzucker bestreuen, alternativ mit histaminarmen Früchten wie Kirschen, Himbeeren etc. servieren.

Energie	Fett	Kohlenhydrate	Eiweiß	Ballaststoffe	Angaben
312 kcal	17,5 g	31,4 g	6,83 g	1,11 g	je 100 g

9,76 g Eiweiß p. Port. **1,59 g Ballaststoffe p. Port.**

Vegetarisch

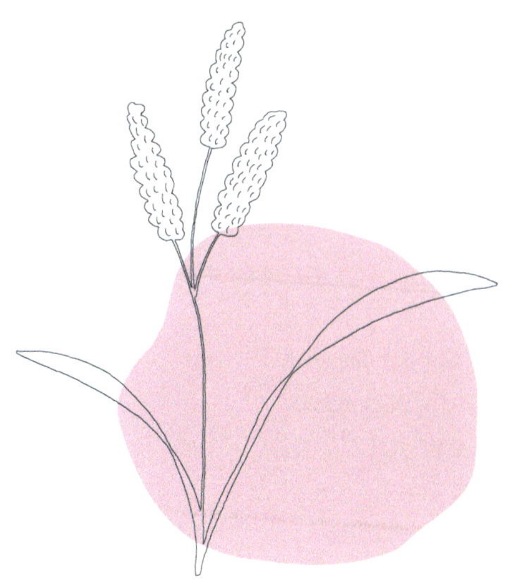

Hirsewaffeln – für 811 g Gesamtmenge ca. 4 bis 6 Portionen

250 g Hirsemehl	125 g Margarine	50 g Zucker	1TL Backpulver
Optional 1 MSP. Xanthan	250 ml Milch	2 St. Eier	1 Pk. Vanillezucker

Für die Hirsewaffeln zuerst Eier, Margarine und Zucker in einer Schüssel mit dem Schneebesen gut verrühren. Hirsemehl mit Xanthan vermischen, anschließend die restlichen Zutaten untermengen und den Teig etwa eine halbe Stunde ruhen lassen.Das Waffeleisen gut fetten. Etwa 3 EL Teig auf die Backfläche geben und jede Waffel ca. 2 Min. goldbraun backen. Sollten Sie kein Hirsemehl zur Hand haben, können Sie die Hirse auch im Mixer zu feinem Mehl verarbeiten. Durch die Verarbeitung mit Xanthan bekommt man ein besseres glutenfreies Mehl.

Energie	Fett	Kohlenhydrate	Eiweiß	Ballaststoffe	Angaben
294 kcal	15,8 g	32,9 g	4,69 g	617 mg	je 100 g

7,61 g Eiweiß p. Port. **1,0 g Ballaststoffe p. Port.**

Vegetarisch

Kartoffelwaffeln herzhaft – für 864 g Gesamtmenge ca. 4 bis 6 Portionen

125 g Dinkelmehl
10 g Backpulver
5 g Salz
2 Eier
250 ml Milch
50 g zerlassene Butter
250 g gekochte mehlige Kartoffel zerdrückt
1 mittelgroße Zwiebel sehr fein gewürfelt oder fein geraspelt
1 Knoblauchzehe
etwas Thymian

Mehl, Backpulver und Salz verrühren, anschließend mit den restlichen Zutaten mischen. Den Teig ca. 10 Min. stehen lassen. Im Waffeleisen hellbraun backen.

Energie	Fett	Kohlenhydrate	Eiweiß	Ballaststoffe	Angaben
160 kcal	7,36 g	17,5 g	5,14 g	1,09 g	je 100 g

8,88 g Eiweiß p. Port. **1,88 g Ballaststoffe p. Port.** Vegetarisch

Kräuterwaffeln – für 797 g Gesamtmenge ca. 4 bis 6 Portionen

140 g Teffmehl
(Hirsemehl aus Zwerghirse)
100 g Dinkelvollkornmehl
fein gemahlen
1,5 TL Salz
1,5 TL Backpulver
2 Eier
350 ml Buttermilch
4 EL Olivenöl
1 Bund glatte Petersilie (gehackt)
1 Bund Schnittlauch (gehackt)

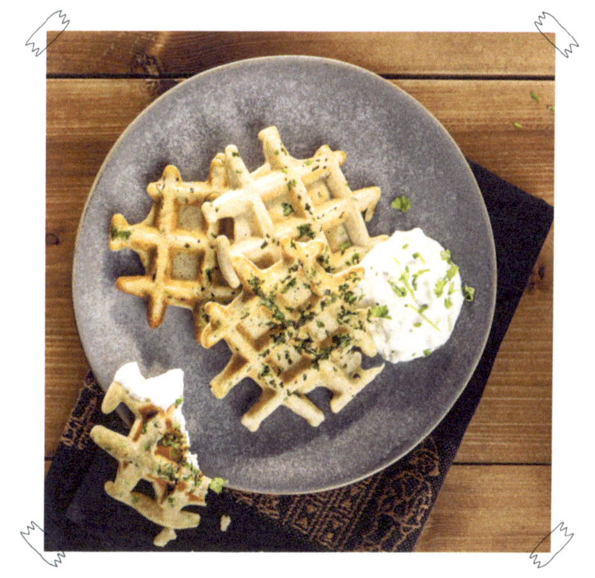

Alle trockenen Zutaten miteinander mischen. Eier, Buttermilch und Öl verrühren und mit den trockenen Zutaten zu einem geschmeidigen Teig verarbeiten.
Im vorgeheizten Waffeleisen goldbraun backen. Warm oder ausgekühlt servieren.

Energie	Fett	Kohlenhydrate	Eiweiß	Ballaststoffe	Angaben
189 kcal	7,17 g	23 g	6,95 g	1,79 g	je 100 g

11,08 g Eiweiß p. Port. **2,85 g Ballaststoffe p. Port.** Vegetarisch

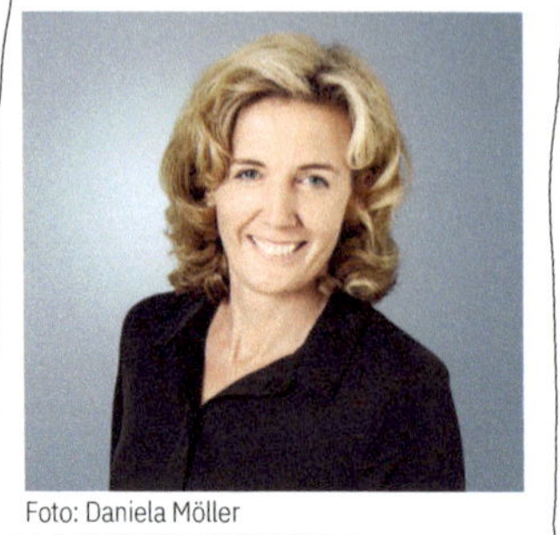
Foto: Daniela Möller

Veronika Schaper

Dipl. Oecotrophologin (FH)

1998 habe ich mein Studium der Ernährungswissenschaften als Dipl. Oecotrophologin an der FH Münster abgeschlossen, damals mit der Ausrichtung Familie, Sport und Wellness.

Aufgrund meiner Arbeit in Pflegeeinrichtungen habe ich mich 2012 der Versorgung von Menschen mit Demenz gewidmet. Um den Herausforderungen der Versorgung von Menschen in dieser Lebenslage gerecht zu werden, folgten 2013 spezielle Weiterbildungen mit dem Schwerpunkt Mangel- und Unterernährung im Alter (DGE).

Seither gestalte und implementiere ich Versorgungsprozesse und -abläufe in Pflegeeinrichtungen mit dem Ziel, den pflegerischen Alltag möglichst wenig zu belasten und eine fortwährend exzellente Verpflegung für die Bewohner*innen zu entwickeln und sicherzustellen.

Nebenbei arbeite ich in der Aus- und Weiterbildung von Küchen- und Pflegepersonal, coache die ganzheitliche Umsetzung von ernährungsorientierten Expertenstandards in Pflegeeinrichtungen, organisiere Trainings und Informationsveranstaltungen für Mitarbeiter*innen und Angehörige und unterrichte an Pflegeschulen die nächste Generation Pflegeprofis.

e-mail: veronika@essen-mit-leib-und-seele.de
Website www.essen-mit-leib-und-seele.de

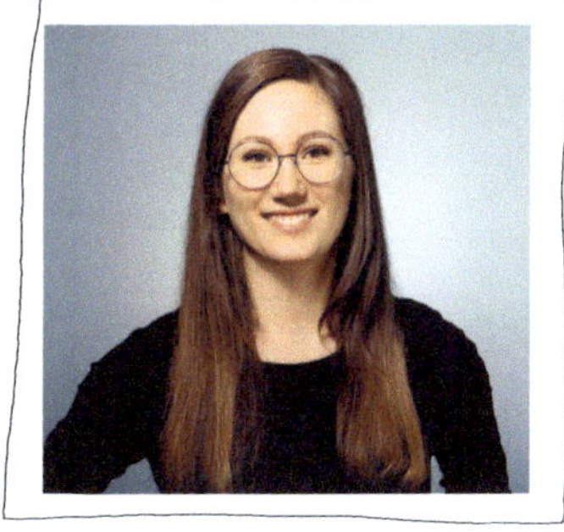

Vanessa Thill

B. Sc. Oecotrophologie
Ernährungsberaterin DGE

Schon während des Oecotrophologiestudiums mit dem Schwerpunkt Ernährung und Gesundheit wusste ich, dass ich Ernährungsberaterin werden möchte. Besonders die Themen Ernährung im Alter und Ernährung bei Krebs interessierten mich sehr.

Neben dem Studium arbeitete ich für einen Anbieter von Sonderkostformen und in meiner Bachelorarbeit untersuchte ich dann die Nährstoffversorgung von Senior*innen, die mit einer passierten Kost versorgt werden.

In den letzten Jahren war ich in einer onkologischen Rehaklinik tätig und verhalf Menschen mit einer Krebserkrankung zu einer optimalen Nährstoffversorgung. Neben meiner Tätigkeit dort absolvierte ich eine Zusatzausbildung zur Ernährungsberaterin DGE.

Seit Anfang 2021 habe ich meinen Traum realisiert und bin nun selbstständig als Ernährungsberaterin mit den Schwerpunkten Ernährung im Alter und Ernährung bei Krebserkrankungen tätig. Zu diesen Themen biete ich auch Seminare an.

e-mail: info@vanessa-thill.de
Webseite: vanessa-thill.de
Instagram: ernaehrung_und_krebs

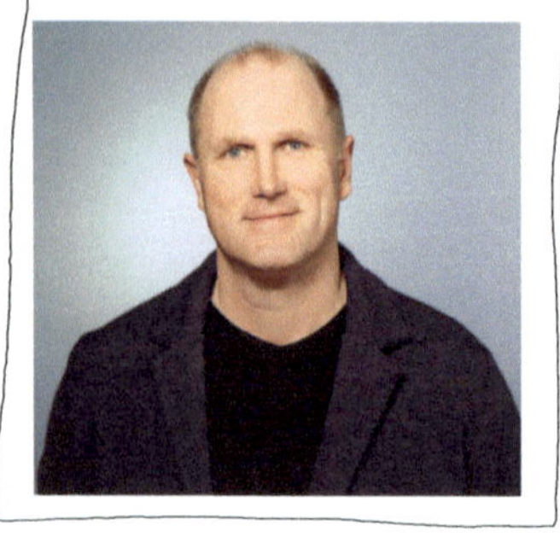

Herbert Thill

Heimkoch

Küchenmeister, Heimkoch, Smoothfoodexperte und Buchautor aus Edertal, hat nach seiner Ausbildung zum Koch ab 1984 zehn Jahre in Saisonbetrieben in Davos Schweiz, Vulpera Schweiz, Gran Canaria Spanien, London und Deutschland gearbeitet. Aktuell ist er als Betriebsleiter einer Cook and Chill Küche tätig.

Abschluss Küchenmeister, Ausbildung zum Heimkoch.

Weitere Tätigkeiten in der Erwachsenenausbildung als Referent für Smoothfood-Care-Gastronomie, der Heimkochausbildung und im Küchenmanagement und der Speiseplangestaltung, Beratung & Konzept, allergenfrei kochen, Fingerfood, Vegane Küche, Kau-& Schluckstörungen, Ernährung im Alter.

Gourmet – Küchenmeister Vollwert Ernährung UGB
Vegane Küche UGB

Buchautor:

- Smoothfood, 5 Sterne für die Heimküche
- Smoothfood Praxisbuch
- Essen, Schlucken und Sprechen bei Parkinson
- Rezepte & Entwicklung: Müllers Mühle (www.muellers-muehle.de)

e-mail: herbert.thill@kostkonform.de
Website: www.kostkonform.de

Das Seniorendomizil Riepenblick profitiert sehr von einer hauseigenen Oecotrophologin. In Zusammenarbeit mit unserer Heimköchin hat sie zahlreiche Veränderungen zugunsten unserer Bewohner*innen und Mitarbeiter*innen ermöglicht und begleitet.

Da die Ernährung der Bewohner*innen bei uns jetzt im Fokus einer Fachkraft steht, in unserem Fall eine Oecotrophologin, können wir viel besser auf die individuellen Bedürfnisse der Bewohner*innen reagieren. Durch eine ausgewogene und individuell abgestimmte Kost haben unsere Senior*innen heute einen deutlich besseren Allgemeinzustand. Sie sind stabiler in der Motorik, unterliegen kaum noch unerwarteten Gewichtsschwankungen und sind weniger anfällig für Krankheiten. Außerdem sind wir in der Lage, bei Krankheiten mit angepasster Nahrung zu reagieren und müssen nicht immer direkt medikamentös starten. Es hat sich seither sehr oft bewiesen, dass eine angepasste Ernährung die Beschwerden eines Bewohners lindert und sogar komplette Beschwerdefreiheit herbeiführen kann.

Anders als zunächst von uns erwartet, sparen wir durch die bedarfsgerechte Zubereitung der Speisen zusätzlich Lebensmittel und Personalressourcen, da die Zubereitung der Speisen dank des strukturierteren Lebensmitteleinsatzes auf der Basisversorgung aller aufsetzt.

Für unsere Mitarbeiter*innen ist es von Vorteil, eine professionelle Ernährungsfachkraft im Hintergrund zu haben. Viele unserer Pflegekräfte fühlen sich wohler und sind deutlich sicherer im Umgang mit Ernährungsumstellungen bei ihren Bewohner*innen, weil sie jemanden haben, auf deren fachliche Expertise sie sich verlassen können. Zusätzlich können sie ihre Fragen stellen und profitieren im Beruf wie auch im Privaten von unserer Oecotrophologin. Das Thema der Gesundheitsförderung am Arbeitsplatz wird außerdem unterstützt, was uns als Arbeitgeber natürlich sehr erfreut.

www.riepenblick.de

Wir sind sehr froh, dass wir sie haben.

Sven & Manuel Jösting

Literaturverzeichnis

AOK-Bundesverband (Hg.) (2011) Entscheidungshilfe: Künstliche Ernährung im Alter. Online verfügbar: www.aok.de/pk/fileadmin/user_upload/Universell/05-Content-PDF/peg_entscheidungshilfe.pdf.

Biedermann, M.; Furer-Fawer, S.; Thill, H. (2010): Smoothfood. 5 Sterne für die Heimküche. Freiburg: Lambertus.

Deutsche Gesellschaft für Ernährung (2015): DGE Qualitätsstandard für die Verpflegung in stationären Senioreneinrichtungen. 3. Auflage, 1. korrigierter Nachdruck. Bonn.

Deutsche Gesellschaft für Ernährung (Hg.) (2021): Vollwertig essen und trinken nach den 10 Regeln der DGE. Online verfügbar unter: www.dge.de/ernaehrungspraxis/vollwertige-ernaehrung/10-regeln-der-dge/.

Deutsche ILCO e.V. (Hg.): Englert, H.; Haß, M.; Schober. D. (2019): Ernährung nach einer Stoma- oder Darmkrebsoperation. Bonn: Deutsche ILCO e.V.

Deutsches Netzwerk für Qualitätsentwicklung in der Pflege (Hrsg.) (2017): Expertenstandard Ernährungsmanagement zur Sicherung und Förderung der oralen Ernährung in der Pflege. 1. Aktualisierung 2017. Osnabrück: DNQP.

Deutsches Netzwerk für Qualitätsentwicklung in der Pflege (2009): PEMU: Pflegerische Erfassung von Mangelernährung und deren Ursachen in der stationären Altenpflege. Instrument zur zweiphasigen Erfassung der Ernährungssituation in der stationären Langzeit- und Altenpflege. Online verfügbar unter: www.dnqp.de/fileadmin/HSOS/Homepages/DNQP/Dateien/Expertenstandards/Ernaehrungsmanagement_in_der_Pflege/Ernaehrung_PEMU.pdf.

Europäische Kommission (2019): Obergrenze für Transfette in Lebensmitteln beschlossen. Online verfügbar unter: www.ec.europa.eu/germany/news/20190424-obergrenze-fuer-transfette-lebensmitteln-beschlossen_de.

Holt, S.; Schmiedl, S.; Thürmann, P. (2010): Potenziell inadäquate Medikation für ältere Menschen, Die PRISCUS-Liste. Online verfügbar: www.aerzteblatt.de/archiv/77776/Potenziell-inadaequate-Medikation-fuer-aeltere-Menschen.

Iuvas medical GmbH (2021): Hilfsmittelauswahl. Online verfügbar: www.wgp-shop.de/epages/wgp-shop.sf/de_DE/?ObjectPath=/Shops/wgp-shop/Categories/iuvas_medical_GmbH1.

MediFox GmbH (2021). Medifox (Version 7.1.2): Ernährungszustand ermitteln – PAL-Werte. URL: www.medifox.de/software-stationaere-pflege/.

Medizinischer Dienst des Spitzenverbandes Bund der Krankenkassen e.V. (2014): Grundsatzstellungnahme, Essen und Trinken im Alter Ernährung und Flüssigkeitsversorgung älterer Menschen. Essen: MDS. Online verfügbar unter: www.mds-ev.de/fileadmin/dokumente/Publikationen/SPV/Grundsatzstellungnahmen/MDS_Grundsatzstellungnahme_EssenTrinken_im_Alter_Mai_2014.pdf.

Ölmühle Solling GmbH (2021): Wissenswertes. Online verfügbar: www.oelmuehle-solling.de/wissenswertes.html.

Pleyer, B.; Raidl, A. (2018): Ernährung im Alter. Berlin: Springer-Verlag.

Volkert, D. (Hg.); Freiberger, E.; Kiesswetter, E.; Sieber, G.; Wirth, R.; Kolb, C. (2015): Ernährung im Alter. Berlin: Walter De Gruyter (Praxiswissen Gerontologie und Geriatrie kompakt, 4).

Gesundheitliche Versorgungsplanung in Altenpflegeheimen

Das Buch möchte einen Beitrag zur gesellschaftlichen Debatte zum Umgang mit der letzten Lebensphase und zur Professionalisierung der Sorgekultur leisten. Es gibt Anregungen, wie das Konzept der gesundheitlichen Versorgungsplanung (GVP) in Einrichtungen der stationären Altenpflege eingeführt und integriert werden kann und mit welcher Haltung die Bewohner*innen bei der Planung ihrer letzten Lebensphase beraten und begleitet werden können. Das Gesprächsangebot wird von ausgebildeten Gesprächsbegleiter*innen durchgeführt und soll Bewohner*innen unterstützen, ihre Behandlungswünsche und -präferenzen für den Fall einer Urteilsunfähigkeit zu entwickeln und schriftlich festzuhalten.

Die Autorinnen zeigen anhand zahlreicher Praxishilfen auf, welche Schritte zur Einführung der Gesprächsprozesse bedacht und umgesetzt werden können.

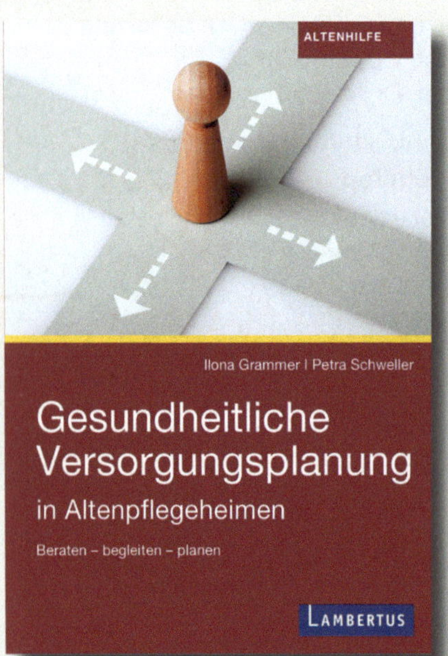

Dr. Ilona Grammer, Petra Schweller

Gesundheitliche Versorgungsplanung in Altenpflegeheimen

Beraten – begleiten – planen

1. Auflage, 2020
Kartoniert/Broschiert, 150 Seiten
23,00 €
ISBN 978-3-7841-3281-5

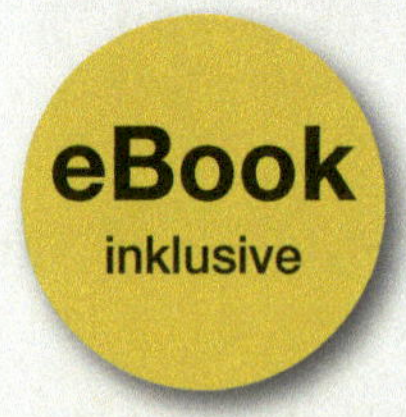

www.lambertus.de

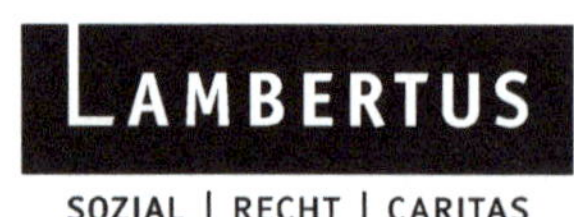